受験する前に知っ

看護師の専門常識基礎知識

公立大学法人大阪市立大学医学部附属病院　副院長兼看護部長　**大脇和子** 監修

つちや書店

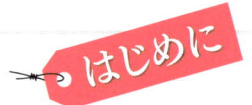

看護師に必要な知識を身につける

　看護師になるには、学校で知識を学び、国家試験に合格し、資格を取得することから始まります。看護師として必要な知識をひと通り勉強し、それから病院をはじめとした就職先を目指します。

　日本で働いている看護師の人口は150万人以上になり、おそらくあなたのまわりには看護師として働いている知人もいるかと思います。もし看護師を目指すとなれば、その人たちから現場の話をうかがうことができるでしょう。しかし、何から何まで質問に答えてもらえるわけではありません。知りたいことは、自分で調べる必要があります。本当に看護師を目指すなら、関係のある資料や本を手に取る機会が多くなります。そのとき、看護師として働くためには「何が必要で、どんな準備をしたらいいのか」という壁にぶちあたります。けれども、その詳細な情報と深い知識を得たいと思った途端、あなたの期待に応えてくれる情報源は一気に少なくなります。

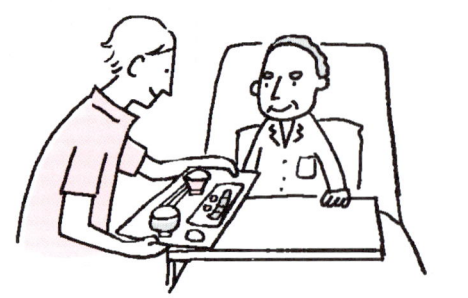
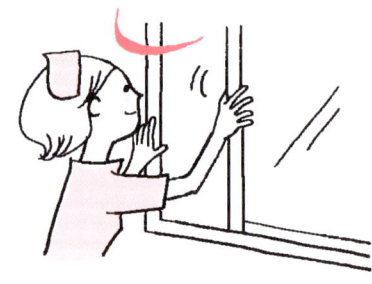

意外と知られていない**看護師**という職業

　看護師の仕事は多岐にわたりますが、最初に思い浮かべるのは、患者の世話や医師のフォローといった何となくのイメージだと思います。看護師は人の命を助ける職業のため、専門性が求められます。そのため、一口に看護師といっても、多くの職種があります。また、一般病院や精神科病院など、病院の種類によって働き方はさまざまです。看護師を目指すためにも、早めにどの職種にするのか、将来どういった働き方をしたいのかといった未来図を自分で思い描けるようにしましょう。

　本書は、そういった受験生のために、看護師についての知識はもちろん、看護師になるために必要な知識がどんなものかを網羅しました。

看護師の職種一例

- 看護師
- 保健師
- 認定看護師
- 助産師
- 専門看護師
- 准看護師

「いま」知っておくことのメリット

看護師を目指す前に知識を蓄えておくことは、あらゆるメリットにつながります。

メリット① 看護師に対する将来のビジョンが明確に

自分が長きにわたって従事する仕事ですから、事前にどんな働き方をするのかを知っておくことは重要です。本書を読めば、自分がどんな看護師になりたいか、どんな職種が向いているのかを、事前に把握することができるので、将来のビジョンが明確になります。

メリット② 学校の勉強に入りやすくなる

看護師の仕事は専門性が高く、多くのことを学校で学ぶことになります。どういった職種があるのか、その仕事に就くためにはどのような知識や資格が必要なのか、看護師に必要な知識にはどういったものがあるのかを予習することで、学校での勉強がスムーズになります。

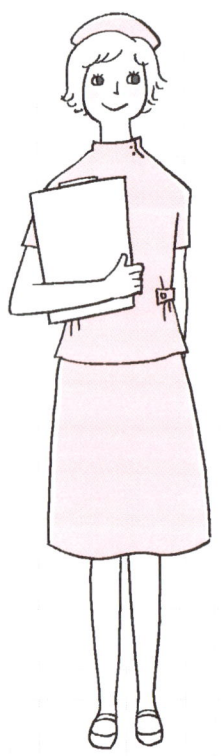

メリット③ 看護師として働いたときに役立つ知識

看護の現場では、一瞬の判断が人の命を左右する場合があります。そのため、緊張感のある現場でいかに実力を発揮し、実行できるかが求められます。知識を確実に身につけておけば、そのような心配もなくなります。もちろん、働きはじめの不安も軽減され、自信を持って仕事に臨めるはずです。しっかり知識を吸収し、理解できるまで何度も読みましょう。

求められる現場力を活かして

　知識の蓄えは、後に看護師として働いたときに必ず役に立ちます。看護師は病気以外にも事故・災害、はたまた休日に突如その知識と経験が必要とされる場面がおとずれます。もちろん、いくら経験値を積んでいても想定できないような事態も起こります。だからこそ、日常的に知識を蓄え、経験値を増やす努力こそが1人でも多くの命を守る礎となるのです。

　命と向き合うことは難しいものです。しかし、そこには充実感と感動があります。本書が将来、看護師として活躍するあなたのための一助となれば幸いです。

公立大学法人大阪市立大学医学部附属病院

副院長兼看護部長　大脇和子

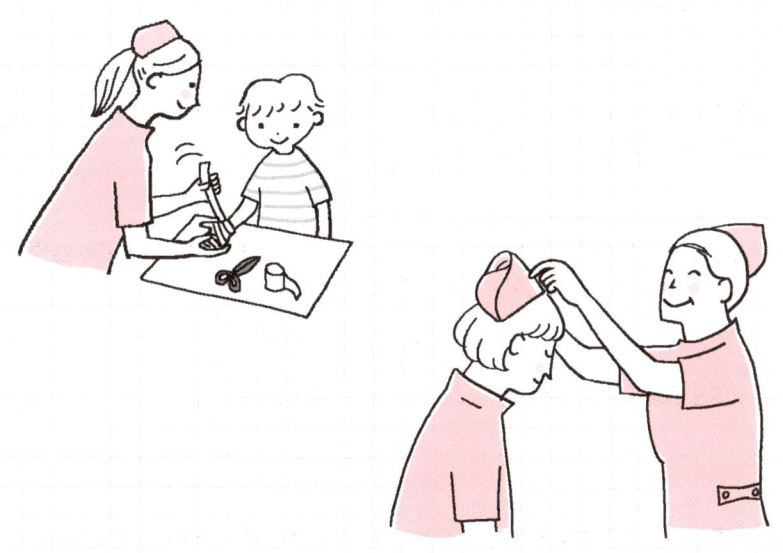

本書の使い方

　本書では、看護について、あるいは看護師についての知識を蓄積できると同時に、看護師を目指す受験生にとって、看護師になる前に覚えておきたい知識をまとめたものになります。本書は大きく「専門常識」と「一般知識」という内容に分けることができます。

専門常識…看護や看護師に関する知識や、看護の道具・器具などの専門的な常識。（Chapter1～4）

基礎知識…看護の仕事と結びつきの強い、広く知られている知識。看護師になる前に知っておきたい知識。（Chapter5～7）

以下、それぞれの章の概要と活用法です。

Prologue　知っておくべき基礎の基礎
看護師になる前に知っておきたいことをまとめています。どんなことを知っておくべきか、ここで確認しましょう。

Chapter 1　看護師の専門常識その1　看護師の仕事
看護・看護師についての情報をまとめています。看護・看護師の仕事に関して、理解を深めることができます。

Chapter 2　看護師の専門常識その2　病院
看護師が勤務する病院についてまとめています。病院の特徴や診療科の種類、働き方を知ることで、将来自分が就きたい職種の参考になります。

Chapter 3　看護師の専門常識その3　道具・器具等
看護師の使用する道具や器具についてまとめています。多種多様な道具や器具を知ることで、より看護師の仕事が見えてくるようになります。

Chapter 4　覚えておきたい専門常識　救急・応急処置
救急と応急処置についてまとめています。基本的な処置を学んでおき、実践できるようにしましょう。

Chapter 5　覚えておきたい看護師の歴史と災害看護
看護の歴史や、災害事例を掲載していますので、看護への理解を深めると同時に、過去からの教訓を学べます。

(Chapter 6) 覚えておきたい基礎知識　国語・英語・数学・生物・化学

覚えておきたい漢字や看護で使える英単語・英語フレーズのほか、点滴で必要とされる数式や一般的な病名の詳細などにも触れています。

(Chapter 7) 覚えておきたい基礎知識　言葉遣い・マナー

社会人として当然のように身につけておきたい言葉遣いについて、勉強することができます。身だしなみやパソコンを使用するときのマナーも学習しておきましょう。

(Chapter 8) 総まとめ問題集

Chapter1～Chapter7を復習できる問題集となっています。本書をひと通り読んだ後、看護師の専門常識・基礎知識について、どれだけ理解が深まったかを確認できます。

理解度チェック問題ページ

Chapter1～7の最後には「理解度チェック問題」があります。それぞれのチャプターを復習することができます。巻末の問題集に臨む前に、この小問題集で一度おさらいすることをおすすめします。

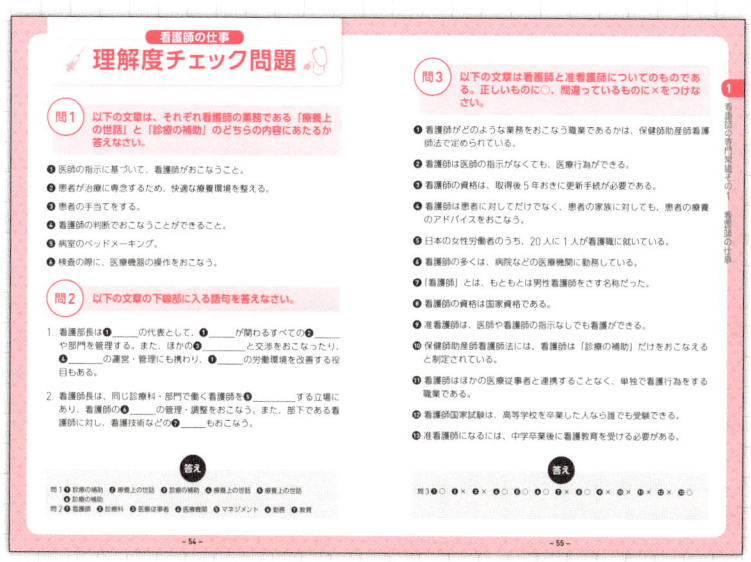

本書のデータや見解は、2015年8月現在のものです。

CONTENTS

はじめに ……………………………………………………………………… 2
本書の使い方 ………………………………………………………………… 6

Prologue 知っておくべき基礎の基礎

看護師に必要な知識 ………………………………………………………… 12
看護師に必要な資格 ………………………………………………………… 14
看護師適性チェックリスト ………………………………………………… 16
Column 1 看護師インタビュー① 学生時代の経験を看護に活かそう！…… 18

Chapter1 看護師の専門常識その1 看護師の仕事

看護とは ……………………………………………………………………… 20
看護管理者と看護師の組織 ………………………………………………… 22
看護師の職種① 看護師 …………………………………………………… 24
看護師の職種② 准看護師 ………………………………………………… 26
認定看護師 …………………………………………………………………… 28
専門看護師 …………………………………………………………………… 30
特定行為に係る看護師の研修制度 ………………………………………… 32
保健師・助産師 ……………………………………………………………… 34
看護師の職場 ………………………………………………………………… 36
訪問看護師 …………………………………………………………………… 38
看護師の業務内容 …………………………………………………………… 40
給与と働き方 ………………………………………………………………… 42
男性看護師について ………………………………………………………… 44
看護師になるには …………………………………………………………… 46
看護学校での学習・活動内容 ……………………………………………… 48
看護学校での学習と実習 …………………………………………………… 50
看護師の仕事　理解度チェック問題 ……………………………………… 54
Column 2 看護師インタビュー② 休みの日は仕事を忘れたい！? ……… 58

Chapter2 看護師の専門常識その2　病院

病院の種類	60
診療科の種類	62
看護師の1日	66
一緒に働く仲間	72
求められる素養	74
病院　理解度チェック問題	76
Column 3　看護師インタビュー③　臨地実習は看護師への第一歩！	80

Chapter3　看護師の専門常識その3　道具・器具等

看護師の衣類	82
看護師の道具	84
医療機器	90
救急車・救急時に出動する車両	96
道具・器具等　理解度チェック問題	98
Column 4　看護師インタビュー④　患者の心の支えになろう	102

Chapter4　覚えておきたい専門常識　救急・応急処置

患者の分類・区分	104
救急の手引き	106
応急処置①　けが	112
応急処置②　気道確保と心肺蘇生	114
応急処置③　移動	116
救急・応急処置　理解度チェック問題	118
Column 5　看護師インタビュー⑤　看護師としての責任を常に持つ	122

CONTENTS

Chapter5 覚えておきたい看護師の歴史と災害看護

- 看護師の歴史 ……………………………………………………………… 124
- 保健師助産師看護師法とは ……………………………………………… 126
- 大きな災害における看護師の働き ……………………………………… 128
- 看護の歴史と災害看護　理解度チェック問題 ………………………… 134
- Column 6　看護師インタビュー⑥　「看護師になってよかった」と思う瞬間 ……… 138

Chapter6 覚えておきたい一般常識　国語・英語・数学・生物・化学

- 看護師に必要な国語力 …………………………………………………… 140
- 看護師に必要な英語力 …………………………………………………… 144
- 看護師に必要な数学力 …………………………………………………… 148
- 看護師に必要な生物・化学力 …………………………………………… 152
- 国語・英語・数学・生物・化学　理解度チェック問題 ……………… 156
- Column 7　看護師インタビュー⑦　看護師になってからも勉強は必要？ ……… 160

Chapter7 覚えておきたい一般常識　言葉遣い・マナー

- 職場での言葉遣い ………………………………………………………… 162
- 患者への話し方 …………………………………………………………… 164
- 社会人としての基本マナー ……………………………………………… 166
- パソコンを使うときのマナー …………………………………………… 170
- 言葉遣い・マナー　理解度チェック問題 ……………………………… 172
- Column 8　看護師インタビュー⑧　たくさんの経験を仕事に活かす ……… 176

Chapter8 看護師の専門常識・基礎知識　総まとめ問題集

- 看護師の専門常識・基礎知識　総まとめ問題集 ……………………… 178

- 索引 ………………………………………………………………………… 188
- おわりに …………………………………………………………………… 191

Prologue

看護師の専門常識・基礎知識

知っておくべき基礎の基礎

あなたは「看護師」の仕事についてどれだけ理解していますか。看護師が働くフィールドは病院にとどまらず、さまざまです。まずは看護師という職業について知り、将来の目標をたてましょう。

何を知るべきか、なぜ知るべきなのか、を認識するところから、あなたの準備は始まります。まずは看護師の基礎知識を身につけて、仕事に対する意識を高めましょう。

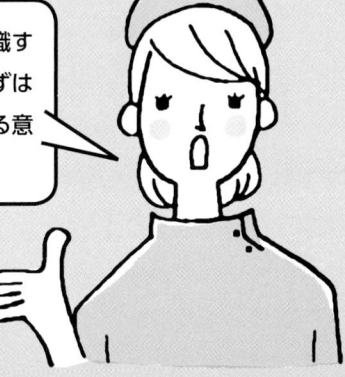

Prologue 知っておくべき基礎の基礎

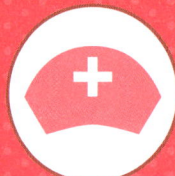

看護師に必要な知識

- 求められる知識を理解して、これからの学習に役立てる
- 仕事の内容や範囲を具体的にイメージする

幅広い現場に対応できる知識が必要

　看護師は、病院などの医療機関で働いているイメージがたいへん強いものですが、最近では、社会福祉施設や保育園、企業などでの勤務や、訪問看護をおこなう看護師も増えています。活躍の場が多岐にわたる分だけ、それぞれの現場に対応できる幅広い知識が求められます。また、実際の看護で経験したことを、ほかの現場や患者にも活かすことができるスキルも必要です。

　また、**自分が働きたい看護の現場を決めるうえでも、それぞれの現場について知っておく必要があります。**その現場で働くために必要な知識を把握して、進学先を決め、学ぶべき知識を選びます。まずは看護師がどのような職業であるかを理解して、それぞれの現場に必要な知識やスキルを確認しましょう。

なぜ今、知る必要があるのか

　看護師になる前に、看護師が関わる業務について理解しておくことは大切なことです。それはいわゆる企業研究・業界研究としての意味合いもありますし、看護師としての素養を磨くことにもつながります。また、働きたい現場や、やりたいことを明確にすれば、将来目指したい看護師像を具体的に描くことができます。

　実際に看護師になってから「イメージと違った」と思うことがないように、事前に看護師という職業について理解しておくことが大切です。

看護師に関する基礎の基礎知識Q&A

以下で、よくある質問にお答えします。

 **Q1. 看護師になるにはどうしたらよいですか？**

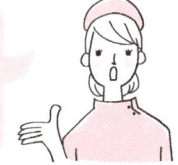

国家試験に合格して国家資格を取得する必要があります。国家試験の受験資格を得るまでのルートはいくつかあるので、自分に合った学校やルートを選ぶことが大切です。看護師になるまでの道のりについては、46～47ページでふれているので、確認しましょう。

 Q2. なぜ今から知っておいたほうがよいのですか？

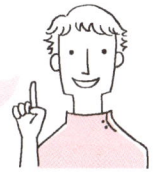

専門知識が必要とされる業界なので、あらかじめ予習しておくと、看護学校での勉強のスタートがスムーズにできます。また、イメージと実際の仕事とのギャップを事前になくすこともできます。

 Q3. 学生時代に勉強した内容は役に立ちますか？

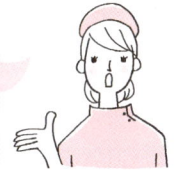

はい、役立ちます。看護学校では、主に理系の分野にあたる看護学を学ぶので、数学や生物、化学などの勉強が基礎になります。また、論文を書く機会が多く、国語の文章力、漢字力も求められます。日本人以外の患者に対応することもあるので、英語などの語学も身につけたいところです。

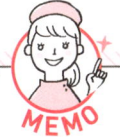

身につけておきたい社会人としてのマナー

　看護師は人の命と健康に関わる職業ですから、科学的根拠に基づいた看護の知識が必要です。そういった知識はもちろん重要なのですが、医師や患者と直接関わることが多いので、正しい言葉遣いや話し方（→P.162～165）を身につけることも大切です。電話対応や外部の業者に対応することもありますので、看護師になる前に、社会人としての正しいマナーや言葉遣いを確認しておきましょう。

Prologue 知っておくべき基礎の基礎

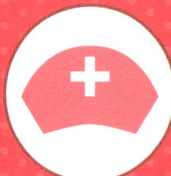

看護師に必要な資格

● 厚生労働大臣から認められた国家資格が必要
● 看護師国家試験の詳細を知り、資格取得の準備をする

資格について把握する

　看護師として働くには、看護師国家試験に合格し、厚生労働大臣から認められた国家資格を取得しなければなりません。**看護師の仕事は人の命と健康に直接関わるため、看護に関する一定水準の知識と技術を持っている者だけを、国が看護師として認めています。**

　看護師国家試験の受験資格は、一般的に、看護学校（看護大学・短期大学または看護師養成学校など）で3年以上の教育を受けた人が対象になります。

　看護学校の最終学年次に看護師国家試験を受験するため、学校の勉強や実習と並行して国家試験対策の学習が必要です。国家試験合格は容易ではないので、早めに授業や実習のスケジュールと自分の勉強のペースを把握して、国家試験対策をおこなうようにしましょう。

看護師国家試験の実施

　看護師国家試験は年に1回、実施されます。例年、2月下旬の日曜日が試験日で、合格発表は3月下旬におこなわれます。

　試験日などの看護師国家試験の概要は、毎年8月初旬に官報に掲載され、同時に厚生労働省ホームページでも発表されるので、最新の情報を確認しておきましょう。

看護師国家試験の出題範囲

　看護師国家試験の出題範囲は、看護学校で学ぶこと全般に及びます。幅広い出題分野に対応するためには、看護学校での勉強にしっかりと取り組むことが大切です。また、過去問題に取り組んで、出題の傾向をつかんでおくことも必要です。国家試験対策用のカリキュラムや補習を実施している学校もありますので、進学先を決めるときに確認しておきましょう。

　看護師国家資格試験の試験科目は、次の11科目です。

試験科目

- 人体の構造と機能
- 疾病の成り立ちと回復の促進
- 健康支援と社会保障制度
- 基礎看護学
- 成人看護学
- 老年看護学
- 小児看護学
- 母性看護学
- 精神看護学
- 在宅看護論
- 看護の統合と実践

試験科目を見ると難しいと感じてしまうかもしれませんが、出題は看護師に必要な基礎的・実践的な知識を問うものが大部分を占めます。看護学校での学習内容を確実に身につけておくことが、合格への近道です！

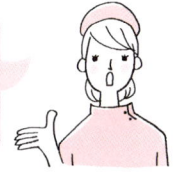

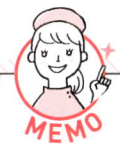

MEMO　看護師国家試験の合格率は毎年90％前後

　看護師国家試験は一定基準以上の得点があれば合格できるので、毎年受験者の約9割が合格に達しています。これは、看護師国家試験が受験者をふるい落とすことを目的にした試験ではなく、資格取得後に即戦力の看護師として働けるかどうかを確認するものだからです。看護学校で学んだことが身についているかをチェックする試験が、看護師国家試験なのです。

Prologue 知っておくべき基礎の基礎

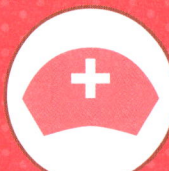

看護師適性チェックリスト

- 自分が看護師に関する知識をどの程度持っているかを確認する
- 最終的にすべての項目をチェックできるようにする

何を知っていて、何を知らないかを把握する

　看護師を目指すにあたって、いろいろと看護師について調べている人もいるでしょう。しかし調べきれていない部分や、不明なこと、不安なこともあると思います。

　まずは次のチェックリストで、自分がどこまで看護師の仕事や活躍の場について理解しているかを把握しましょう。わからない項目については、本書を読み進めることで、最終的にすべての項目にチェックできるようにしましょう。

CHECK　看護について

☐ 看護とは、どのような行為を指すのか説明できるか？
☐ 看護師の仕事について理解しているか？
☐ 看護師の職種について説明できるか？
➡ **Chapter1をチェック**

CHECK　看護師について

☐ 看護師になるには、どうしたらよいか？
☐ 看護師が活躍する場について知っているか？
☐ 看護師になるために学ぶべきことを把握できているか？
➡ **Chapter1をチェック**

CHECK 医療現場について

- □ 病院の種類について知っているか？
- □ 診療科の種類について知っているか？
- □ 看護師の1日のタイムスケジュールをイメージできているか？
➡ Chapter2をチェック

CHECK 道具・器具について

- □ 看護師が使う道具・器具について知っているか？
- □ 救急時に運用される車両の種類について知っているか？
➡ Chapter3をチェック

CHECK 患者の区分と対処法について

- □ 救急時の患者への対処法を知っているか？
- □ 基本的な応急処置の方法を知っているか？
➡ Chapter4をチェック

CHECK 看護師の歴史と災害看護について

- □ 近代看護の成り立ちを理解しているか？
- □ 災害時の看護師の働きを知っているか？
➡ Chapter5をチェック

CHECK 国語・英語・数学・生物・化学について

- □ 常用漢字や基本的な英単語の知識は身についているか？
- □ 看護師に必要な数学・生物・化学の知識を理解できているか？
➡ Chapter6をチェック

CHECK 言葉遣い・マナーについて

- □ 正しい言葉遣いや話し方は身についているか？
- □ 社会人としてのマナーを心得ているか？
➡ Chapter7をチェック

0 知っておくべき基礎の基礎

Column 1

看護師インタビュー①
学生時代の経験を看護に活かそう！

Q. 学生時代のことで、看護師として活かせるものはありますか？

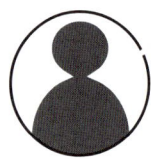
Aさん

学生時代は陸上部に所属して、長距離ランナーとしてがんばっていたので、体力には自信があります。看護師は体力を必要とする職業なので、学生時代に鍛えたことがとても役に立っていますよ。また、部活で多くの仲間と協力し合っていたことが、同僚の看護師たちと連携して仕事をすることに似ている気がします。

Bさん

「数学は看護師になってからも使えるから、しっかりと勉強しておきなさい！」と、看護師をしている母に言われていました。そのため、高校時代は苦手な数学を必死で勉強するようにしていたら、看護学校に入ってからも、看護師になってからも、さまざまな場面で数学の知識が必要になったのでびっくり！ 母のあのときの言葉には感謝しています。

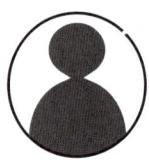
Cさん

高校卒業後に看護学校に進学しました。看護学校は忙しいと聞いていたので、「今のうちに遊んでおこう！」と、高校時代に友達といろんなところに出かけたりしました。その後、看護学校に進学したら本当に忙しくて大変だったけど、高校時代の友達がいつもメールで励ましてくれました。学生時代に友達をつくっておくことは、とっても大切ですよ！

Chapter 1

看護師の専門常識・基礎知識

看護師の専門常識その1 看護師の仕事

看護師にはさまざまな職種があり、その職種に就くには高い技術と経験を必要とするものもあります。ただ単に看護師を目指すのではなく、あなたが具体的にどういった仕事をしたいのかを見定めるためにも、看護師の全体像を把握しましょう。

病気やけがの種類は多種多様で、これらに対処する看護師の仕事も多岐にわたります。改めて、仕事としての「看護師」がどのようなものか確認しましょう。

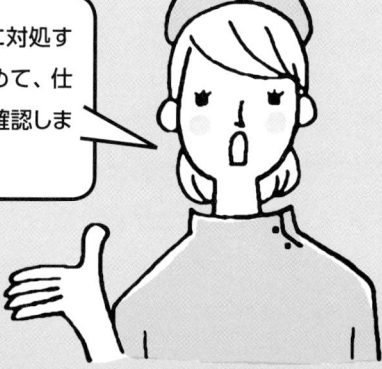

Chapter 1　看護師の専門常識その1　看護師の仕事

看護とは

- 看護行為の根本的な考え方と役割を知る
- ナイチンゲールの看護に対する考えは、現代にも受け継がれている

ナイチンゲールが提唱

　看護がどのような行為なのかを世界で最初に明らかにしたのは、「近代看護の創始者」であるフローレンス・ナイチンゲール（→P.124）です。彼女が19世紀前半に著した『看護覚え書』（原題『Notes on Nursing』）の中で、看護とは患者に手当てや治療をおこなうだけでなく、患者が回復しやすいように、身の回りの世話全般をおこなうことと示しています。

「看護とは、新鮮な空気、陽光、暖かさ、清潔さ、静かさなどを適切に整え、これらを活かして用いること、また食事内容を適切に選択し適切に与えること、こういったことのすべてを患者の生命力の消耗を最小にするように整えることを意味すべきである。」
出典『看護覚え書―看護であること 看護でないこと』（原著：Florence Nightingale、訳：湯槇ます・薄井坦子・小玉香津子・田村眞・小南吉彦）現代社刊

　この考えは現代にも受け継がれており、患者が安全に健康の回復に努められる環境を整えることが、看護の大きな役割になっています。
　また、看護師の資格を持たない人が家庭内で病気の家族の世話をすることや、出産時の介助、育児なども看護に含まれています。看護師ではない人も携わる、人間が生まれて死ぬまでの健康・生命に関わる行為全般を、「看護」ととらえることができるのです。その看護を正しく安全におこなうために、科学的・医学的な根拠に基づいた知識と技術を学び、職業として看護する人が「看護師」になります。

— 20 —

看護の2つの役割

● **患者の生活環境を最良な状態に整える**

患者の身の回りを整え、回復を妨げる要素をなくす。

環境の調整
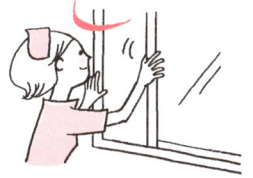
換気をおこなうなど、環境を管理・調整する。

食事の世話
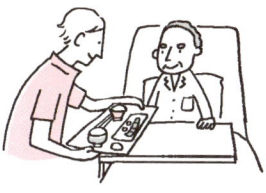
食事の介助、配膳・下膳などをおこなう。

体を清潔に保つ
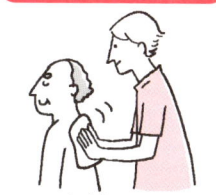
入浴や清拭（せいしき）（体を拭くこと）などをおこなう。

● **診療の補助**

医師の診察や治療をサポートする。

治療の介助
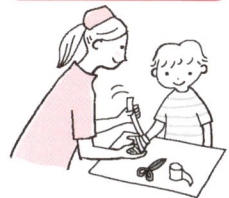
医師の指示に従って、処置や検査をおこなう。

器具の準備
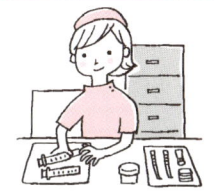
必要な器具を使いやすいように準備する。

手術の介助
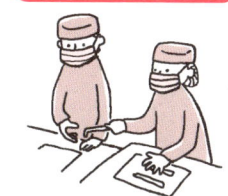
医師に器具を渡したり、医療機器の操作をおこなう。

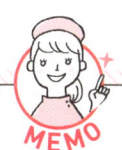

MEMO 看護の日

　ナイチンゲールの誕生日にちなみ、国際看護師協会は5月12日を「国際看護師の日」と定めています。また、日本看護協会では、多くの人々に看護の精神を知ってもらい、助け合いの心を育成したいと考え、1990年にこの日を「看護の日」と定めました。さらに、前後の1週間を「看護週間」とし、医療機関や福祉施設を一般に開放して、看護師による健康チェックや健康相談などを全国各地で開催しています。

Chapter 1　看護師の専門常識その1　看護師の仕事

看護管理者と看護師の組織

- 看護管理者には交渉力やマネジメント能力も求められる
- 看護師の組織を確認して、職場内でのステップアップをイメージする

看護のクオリティを高める体制づくり

　多くの看護師が所属する職場には、まとめ役である看護管理者がいます。**看護管理者の主な仕事は、組織における看護師のリーダーとして、看護のクオリティを高めるための体制づくりをおこなうことです。**また、部下である看護師たちがよい看護ができるように、働きやすく、スキルアップできる職場環境を整える役目もあります。

　このほか、看護師の代表として、医師をはじめとするほかの医療従事者と医療体制について交渉したり、医療機関の経営に参加することもあります。**看護管理者は、看護師としての職務だけでなく、交渉力やマネジメント能力を求められることが多いのです。**

条件は職場によって異なる

　看護管理者は公的な資格ではなく、各職場においての肩書なので、それになるための条件は職場ごとに異なります。勤続年数や学歴（大学卒・大学院卒）などの具体的な条件を設けているところもあれば、ほかの看護管理者からの推薦が必要な場合もあります。医療機関によっては、管理職としての知識を学ぶ勉強会が定期的にあり、看護管理者になるべき人材の育成をおこなっています。また、日本看護協会では、優秀な看護管理者を養成するために1993年から看護管理者の資格認定制度を開始しました。

看護部長を頂点とした看護師の組織

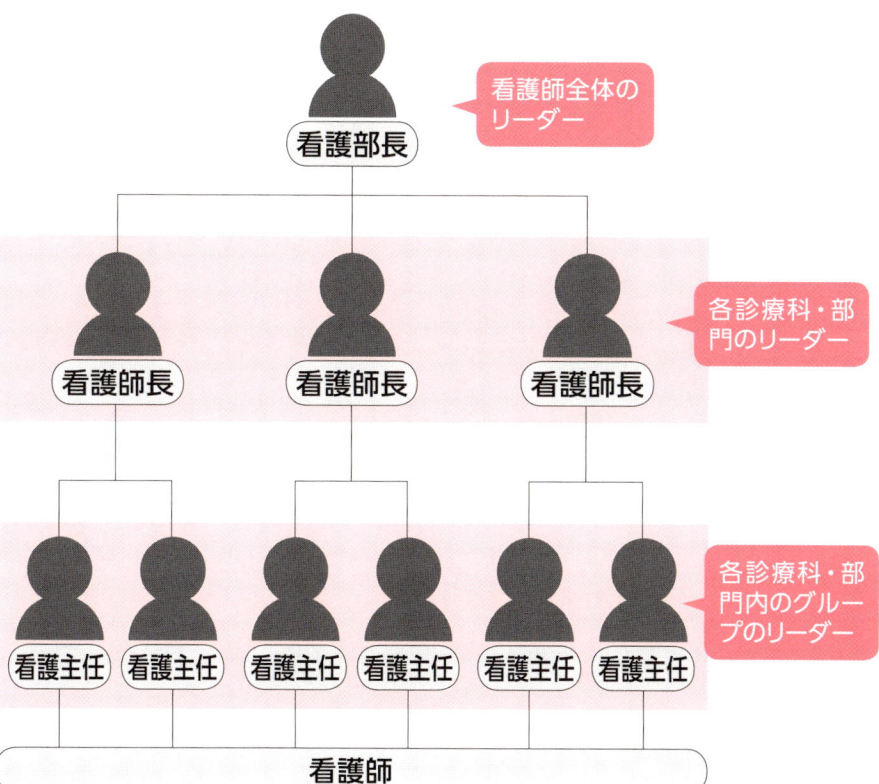

看護部長

看護師の代表として、看護師が関わるすべての診療科・部門を管理する。

- ほかの医療従事者との交渉
- 医療機関の運営・管理
- 看護師の働く環境のチェック・改善

看護師長

同じ診療科・部門で働く看護師をマネジメントする。

- 看護師の勤務の管理・調整
- 看護師への指導
- 看護師との面談

看護主任

診療科・部門の中で分けられた、グループごとのリーダー。

- 看護師長をサポート
- 看護が適切におこなわれているかを随時チェック

Chapter 1　看護師の専門常識その1　看護師の仕事

看護師の職種①
看護師

- 保健師助産師看護師法で制定されている看護師の業務を理解する
- 看護には患者や医師など、多くの人々との連携が必要

保健師助産師看護師法で制定

　看護師がどのような業務をおこなう職業であるかは、保健師助産師看護師法で、「『看護師』とは、厚生労働大臣の免許を受けて、傷病者若しくはじょく婦に対する療養上の世話又は診療の補助を行うことを業とする者をいう。」（第一章・第五条）と制定されています。ここにある「療養上の世話」と「診療の補助」が、看護師の業務にあたります。

● **療養上の世話**
　➡ 看護師の判断で
　　おこなう業務
　患者が治療に専念するための、快適な療養環境を整える。

● **診療の補助**
　➡ 医師の指示に基づいて
　　おこなう業務
　診察や治療の補助、検査の介助、医療機器の操作などおこなう。

生涯有効な国家資格

　看護師になるには国家資格が必要で、資格取得までには地道な知識の積み重ねが必要ですが、一度取得すると更新の必要はありません。資格を有していれば、時代や場所を問わずに働くことができるので、看護師はいつの時代においても人気の職業です。特に、結婚後や出産後にも働ける女性の職業として人気が高く、日本の女性労働者のうち、20人に1人が看護師を含む看護職に就いています。

医療現場での看護師の役目

　看護師は、医師の指示を受けて業務をおこなうことが多いですが、決して医師の補助だけをおこなうものではありません。

　患者の診察・治療をおこなう医師とは違い、看護師は患者が治癒する過程すべての生活全般を見守る患者にとってもっとも身近な存在として、不安を解消する精神的なサポートまでをおこないます。また、患者の治療のために、ほかの医療従事者（薬剤師・理学療法士など）と連携する役目も担います。

看護師と患者

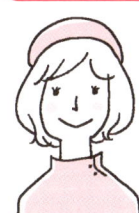
- 治癒や生活上のアドバイスをおこなう
- 患者の家族に精神的な支援をする

- 診察・治療において、もっとも身近な存在
- 診察や治療での要望を伝えたり、相談をする
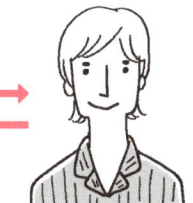

看護師と医師

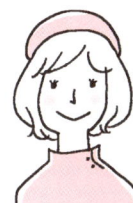
- 患者の様子や要望を伝える
- 患者にとってのベストな医療を提案

- 診察に基づいて、治療や検査などを依頼する
- 患者の状況を確認してもらう
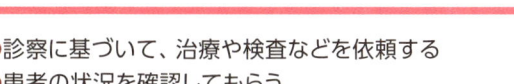

看護師とほかの医療従事者（薬剤師・理学療法士など）

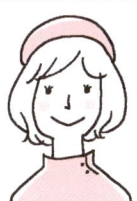
- 患者が知りたい医療行為の詳細を聞く
- 医療行為後の患者の状態などを報告

- 患者に必要な医療行為について説明
- 医療行為をおこなうため、患者への介助を依頼
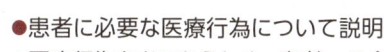
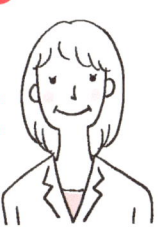

Chapter 1　看護師の専門常識その1　看護師の仕事

看護師の職種②准看護師

- 准看護師の働き方を理解する
- 看護師との違いを理解し、資格取得のルートを確認する

医師・看護師の指示の下での看護

　准看護師は看護師にとても近い職業ですが、異なる点がいくつかあります。看護師が国家資格を必要とする職業であるのに対し、**准看護師は都道府県知事免許が必要**なことも、その違いのひとつです。また、**准看護師は、看護師のように自ら判断しておこなう主体的な看護ができず、医師や看護師からの指示の下で看護をおこなう必要があります**。しかし、医療現場では、看護師と准看護師の看護行為そのものには違いがないので、患者やその家族からは、両者の区別がつきにくいのも事実です。

　看護師と准看護師には、給与面にも違いがあります。平均月収では、看護師のほうが5万円ほど高額です。同じ看護をおこなっても給与に差がでることから、看護師へのステップアップを望む准看護師が多くなっています。

今後の看護師制度の改定に注目

　1996年に厚生労働省は、将来的に看護師制度を一本化する報告書をまとめました。近年、看護師に高度な医療知識と技術を求める場面が増えているため、自主的な看護ができない准看護師の制度そのものを廃止することが検討されています。神奈川県では、准看護師を養成する県立衛生看護学校の入学生募集を停止し、民間の准看護士養成施設への運営費補助金も終了しています。今後も制度変更についての議論がおこなわれるので、最新の情報に注目しておきましょう。

准看護師になるには

　中学校卒業後に、准看護師になるための教育を受ける必要があります。資格取得後に看護師の資格を取ることもできますが、将来的に看護師を目指す場合は遠回りになってしまいます。しかし、看護師の資格取得までは准看護師として病院などで働けるので、経済的な負担を軽減できたり、准看護師として看護の現場を経験することで、看護師になるための勉強をより深くおこなうことができるなど、利点もあります。

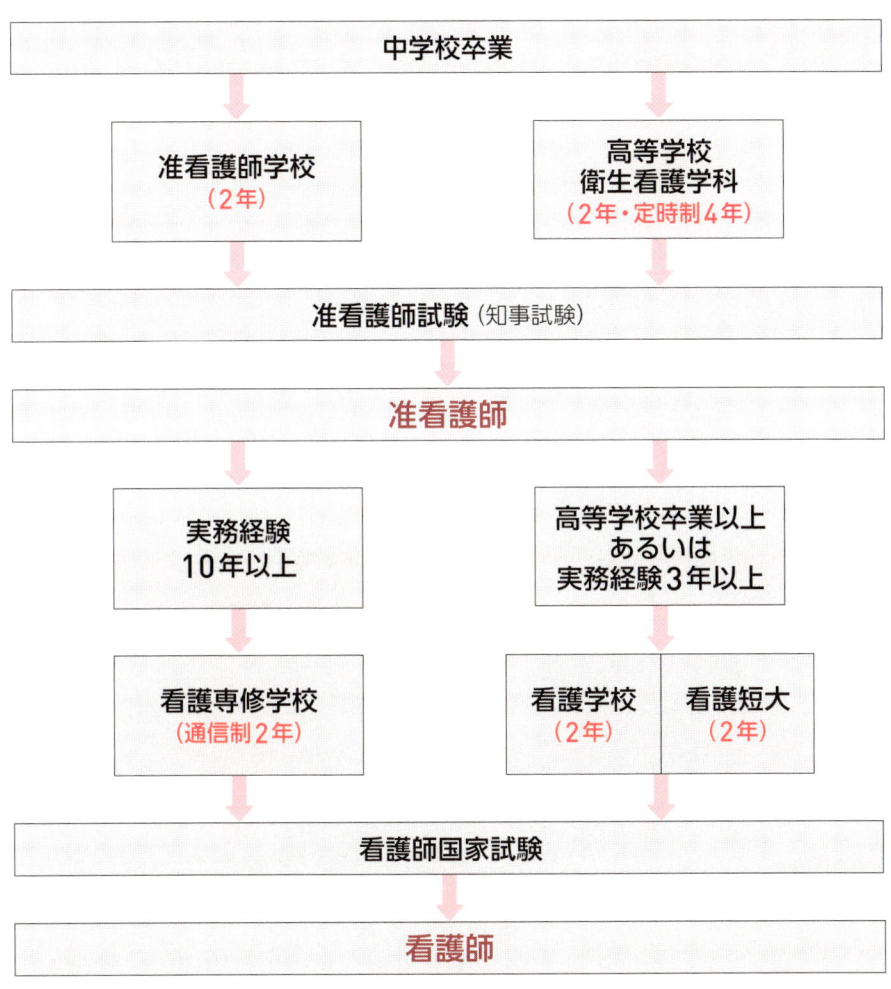

※（　　）内の年数は修学期間

Chapter 1　看護師の専門常識その1　看護師の仕事

認定看護師

- 特定看護分野において、高い水準の看護が提供を認めた看護師
- 認定看護師資格認定審査と認定受験資格、認定後の更新について理解する

より科学的根拠に基づいた知識と技術

　認定看護師とは、特定の看護分野において、熟練した看護技術と知識を基に、高い水準の看護ができることを認められた看護師のことです。この資格を得るには、一般の看護学校では学ぶことができない、科学的根拠に基づいたハイレベルな看護知識・技術を認定看護師の教育機関において学び、認定資格審査に合格する必要があります。

　教育機関で学ぶためには、半年から1年ほど職場を離れる必要があるので、職場の理解が必要になります。最近では、所属する看護師に積極的に認定看護師の資格取得をすすめる職場も増え、資格取得までをサポートする体制を整えているところもあります。

認定看護師に求められる役割

　医療現場では、認定看護師が持つ高水準の看護知識・技術・実践能力によって、看護の実践・指導・相談の3つの役割を担います。

- **実践**　看護師が通常おこなう看護は、看護学校で学んだ知識や、実践で手に入れた経験を基にしておこなうことが多い。しかし、認定看護師はそれだけに頼らず、科学的根拠に基づいた高度な看護を患者に提供できる。
- **指導**　上記の「実践」で示したような、科学的根拠に基づいた看護技術をほかの看護師に指導することで、多くの看護師が高度な看護をできるようになる。
- **相談**　患者の苦痛を解消できないなど、看護においての悩みを抱える看護師の相談にのり、看護技術のアドバイスをしたり、精神的な援助をおこなう。

認定看護分野は21分野

　認定看護分野は、保健・医療・福祉の分野の中で、熟練した看護知識・技術を必要とする分野であると認められたものです。現在、特定されているのは次の21分野で、全国の看護師のうち、約1.2％が認定看護師として登録されています。

※2015年1月現在

認定看護分野（21分野）

- 救急看護
- 皮膚・排せつケア
- 集中ケア
- 緩和ケア
- がん化学療法看護
- がん性疼痛看護
- 訪問看護
- 感染管理
- 糖尿病看護
- 不妊症看護
- 新生児集中ケア
- 透析看護
- 手術看護
- 乳がん看護
- 摂食・嚥下障害看護
- 小児救急看護
- 認知症看護
- 脳卒中リハビリテーション看護
- がん放射線療法看護
- 慢性呼吸器疾患看護
- 慢性心不全看護

認定看護師になるには

　認定看護師教育課程を実施する認定看護師教育機関は、大都市を中心に偏在しています。課程によっては、全国で1ヶ所しか開講していないものもあり、自宅から通学する場合には、認定を受けたい看護分野が限られてしまうこともあります。

　認定看護師の認定をおこなっている日本看護協会のホームページでは、認定看護師教育機関・教育課程を検索することができますので、自宅や勤務先の近くにあるものを調べておきましょう。

認定審査	毎年1回実施（筆記試験）
審査受験資格	① 看護師の臨床経験が5年以上（うち3年以上は、認定看護分野の経験）あること。 ② 認定看護師教育機関で、認定看護師教育課程を修了していること（6ヶ月・615時間以上）。
認定後	5年ごとに、看護実践と自己研鑽の実績についての書類審査が必要。

Chapter 1　看護師の専門常識その1　看護師の仕事

専門看護師

- 特定分野において、看護の実践から研究までを幅広く担当する
- 専門看護師資格認定審査と認定受験資格、認定後の更新について理解する

特定専門分野のすべてを把握

　専門看護師とは、特定の専門看護分野において、看護の実践、看護師教育、最先端の看護の研究、健康保険福祉に携わる人々の手配など、すべてを担当できる能力のある看護師のことです。患者一人ひとりと深く関わりながら、その人にとって最適な治療環境を整えることを、さまざまな面から考えます。

専門看護師に求められる役割

　特定の看護分野の全般を担える専門看護師は、その分野でのスペシャリストとしての能力を活かして、次のような役割が求められます。

実践
専門分野において、ハイレベルな知識・技術に基づいた看護を実践する。

相談
看護師が抱える、看護における悩みや不安を聞き、解決へと導く。

調整
患者に必要な看護や援助がおこなわれるように、健康保険福祉に携わる人々の手配をおこなう。

倫理調整
患者やその家族が抱えている、倫理的な問題や心の葛藤の解決を図る。

教育
適切な看護をおこなえるように、看護師を教育する。

研究
専門知識・技術の向上や開発のために、研究活動をおこなう。

専門看護分野は11分野

　専門看護分野とは、独立した専門分野として知識や技術に広がりと深さがあり、専門看護師が所属できる分野であると制度委員会が認めたものです。現在、特定されているのは次の11分野で、全国の看護師のうち、約0.1％が専門看護師として登録されています。

※2015年1月現在

専門看護分野（11分野）

- がん看護
- 精神看護
- 地域看護
- 老人看護
- 小児看護
- 母性看護
- 慢性疾患看護
- 急性・重症患者看護
- 感染症看護
- 家族支援
- 在宅看護

専門看護師になるには

　専門看護師になるための教育課程がある大学院は、2015年4月現在で103校あり、東京や大阪などの大都市に集中しています。また、それぞれの募集定員は少なく、その狭き門を突破するには、どのような分野、目的で専門看護師になりたいかを明確にすることが大切です。

認定審査	年1回実施（書類審査・筆記試験）
審査受験資格	① 看護師の臨床経験が5年以上（うち3年以上は、専門看護分野の経験）あること。 ② 看護系大学院修士課程を修了し、日本看護系大学協議会が定める専門看護師教育課程の単位（総計26単位または38単位）を取得していること。
認定後	5年ごとに看護実践の実績、研修実績、研究業績などの書類を提出する更新審査がある。

> Chapter 1　看護師の専門常識その1　看護師の仕事

特定行為に係る看護師の研修制度

- 看護師の判断でおこなえる特定行為の必要性
- 特定行為を実施するための研修制度の内容を理解する

看護師に求められる役割が増えている

　日本では今後、高齢化の加速とともに、疾患を抱えた高齢者が増えることが予測されており、医師や医療施設の不足が考えられます。そのため、**本来は医師の指示に従うべき診療の補助を、医師が用意した「手順書」の内容の範囲内で、研修を受けた看護師が自分の判断でおこなえる「特定行為に係る看護師の研修制度」**が、2015年10月から実施されます。

　研修を受講した看護師が手順書に従っておこなうのは38の特定行為で、いずれも実践的な理解力・思考力・判断力、高度かつ専門的な知識・技能が必要とされるものです。

　看護師による特定行為の実施の流れは、次の通りです。

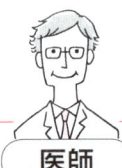

医師
患者を特定したうえで、手順書で看護師に特定行為を実施するように指示

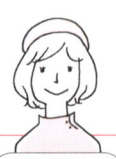

看護師
患者の様子を観察して、手順書の「患者の病状の範囲」に含まれる症状かどうかを確認

病状の範囲外 → 医師に患者の症状を報告し、指示を求める

病状の範囲内 → 手順書の「診療の補助の内容」を実施 → 医師に結果を報告

手順書に記載されている事項

　看護師が特定行為を実施する際に用いる手順書は、保健師助産師看護師法で「医師又は歯科医師が看護師に診療の補助を行わせるためにその指示として作成する文書」（第三十七条の二）と規定されています。

　手順書に記載される事項は、次の6つです。

① 当該手順書に係る特定行為対象となる患者
② 看護師に診療の補助を行わせる患者の病状の範囲
③ 診療の補助の内容
④ 特定行為を行うときに確認すべき事項
⑤ 医療の安全を確保するために医師又は歯科医師との連絡が必要となった場合の連絡体制
⑥ 特定行為を行った後の医師又は歯科医師に対する報告の方法

2つに区分される研修

　特定行為の研修は、「共通科目」と「区分別科目」に分けて、厚生労働大臣が指定する指定研修機関でおこなわれます。

共通科目
合計時間数：315時間

医師・歯科医師に患者の症状を報告し、指示を求める

共通科目の内容	時間数
臨床病態生理学	45
臨床推論	45
フィジカルアセスメント	45
臨床薬理学	45
疾病・臨床病態概論	60
医療安全学	30
特定行為実践	45
合計	315

区分別科目
区分ごとに設定された時間数：15～72時間

特定行為区分ごとに必要とされる能力を身につけるための研修

（例）

特定行為区分	時間数
呼吸器（気道確保に係るもの）関連	22
呼吸器（長期呼吸療法に係るもの）関連	21
創傷管理関連	72
創部ドレーン管理関連	15
栄養及び水分管理に係る薬剤投与関連	36

Chapter 1 看護師の専門常識その1　看護師の仕事

保健師・助産師

- 看護師と同じ看護職でありながら、役割が違う職業
- 資格取得までの道のりを確認する

保健師は地域の人々の健康を守る看護職

　保健師は、保健師助産師看護師法で「厚生労働大臣の免許を受けて、保健師の名称を用いて、保健指導に従事することを業とする」（第一章・第二条）とされている看護職のひとつです。保健師の資格は、看護師の資格を持たなければ取得することはできません。

　医療機関で働くことが多い看護師とは異なり、保健師は医療機関に勤務することはほとんどありません。**主に役所や保健所などに勤務し、地域で生活する人々の健康の管理や病気の予防に努めます**。そのため、保健師の仕事は「地域看護」、または、人々の健康な生活・人生を推し進めるために、病気や障がいなどを予防する職務もあるので、「公衆衛生看護」とも呼ばれます。

　保健師の働き方の代表的なものは、次の2つです。

行政保健師
地方自治体が運営する保健所や保健センターに勤務して、地域住民の健康を守り、推進する。乳幼児から高齢者まで、幅広い年齢層の人々を対象とする。

産業保健師
一般企業や企業が運営する健康保険組合に勤務し、企業内で働く社員の健康管理や、健康増進のためのアドバイスなどをおこなう。

　このほか、養護教諭免許を取得して、養護教諭（学校保健師）として勤務することもできます。最近では、開発途上国での国際地域活動に携わる保健師も増えています。

助産師は妊娠・出産・育児に関わる看護職

　助産師は、**妊娠・出産に関わるサポートをおこなう職業**です。保健師助産師看護師法では、「厚生労働大臣の免許を受けて、助産又は妊婦、じょく婦若しくは新生児の保健指導を行うことを業とする女子」（第一章・第三条）と定められており、**女性だけが取得できる唯一の国家資格で、保健師と同様に看護師の資格を取得したうえで得ることができます**。

　また、助産師の資格には開業権があるので、助産院を開業することも可能です。保健所などに所属して、母乳相談や新生児訪問をしている助産師もいます。助産師の主な業務や役割は、次の通りです。

妊娠中	● 妊婦や胎児の健康チェック ● 妊婦の出産に対する悩み・心配に対応
出産時	● 分娩の介助 ● 妊婦と胎児の状態を随時チェック
出産後	● 母親に新生児の世話について指導 ● 授乳など育児についてのアドバイス

保健師・助産師になるには

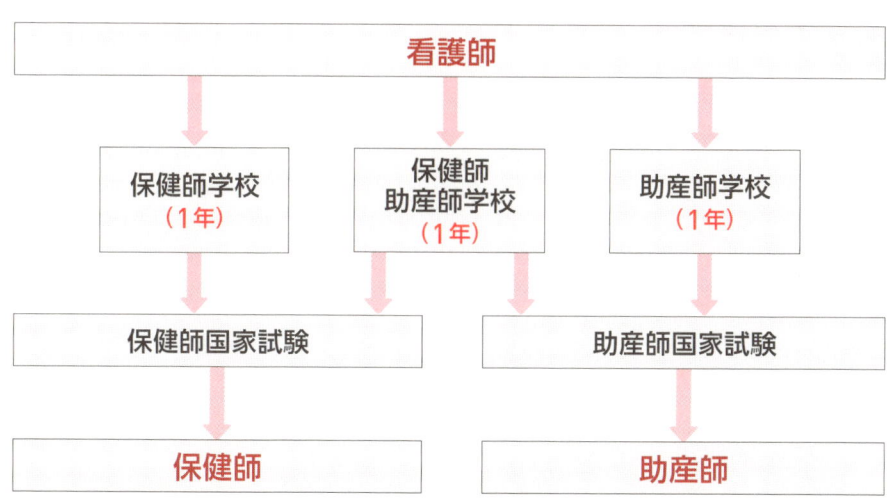

※（　　）内の年数は修学期間

Chapter 1　看護師の専門常識その1　看護師の仕事

看護師の職場

- 看護師の約8割が医療機関に就職している
- 活躍の場が増えているので、将来どんな働き方をしたいかイメージする

大半の看護師が医療機関に勤務

　看護師の職場として、もっとも多いのが病院や診療所などの医療機関です。**現在、全国で約140万人の看護師が医療機関に勤務しており、看護師の8割近くが医療機関に所属しています。**人の命に深く関わる医療機関で働くことは、責任も大きく緊張感がありますが、看護師としてのやりがいを強く感じられます。

医療機関の4つの部門

　看護師は医療機関において、主に次の4つの部門に勤務します。

● **入院部門**
　病棟において、24時間365日体制で入院患者に看護をおこなう。夜勤があり、グループ内での交代制で看護にあたる。

● **外来部門**
　外来患者の診察や治療の補助をする。医師の指示を受けて、注射などの医療行為もおこなう。

● **検査部門**
　レントゲンや内視鏡、超音波などの検査の際に、患者への説明や検査の補助をおこなう。検査機器についての知識や操作の技術が必要。

● **中央診療部門**
　手術やリハビリなど、すべての診療科にとって必要な業務をおこなう部門。看護師は、医師や各業務の専門家の診察・治療の補助と、療養中の患者の世話をする。

活躍の場は年々広がっている

医療機関以外でも看護師の活躍は求められており、その役割の幅は年々広がっています。

保育園・介護施設

看護師の常駐が必要な、高齢者向けの介護施設や保育園に勤務する。保育園では、慢性的な疾患を抱えた園児の症状に対応することが多い。介護施設では高齢者の健康管理などをおこなう。

訪問看護ステーション

訪問看護師として所属し、在宅療養をおこなっている人の自宅を訪れて看護する（→P.38～39）。訪問看護ステーションを運営して、訪問看護師の派遣を管理している看護師もいる。

研究機関・大学

大学院修了後に、看護技術や衛生環境などの研究をおこなう研究者となる。また、看護大学で、看護教育をおこなう教員として勤務する看護師もいる。

民間企業

医薬品メーカーで新薬の臨床実験を担当する「治験コーディネーター」や、一般企業で健康診断後の社員の健康管理をおこなう「産業看護師」として勤務するなど、さまざまな働き方がある。

厚生労働省

厚生労働大臣の職員になり、感染症の病原体が侵入するのを防ぐ「検疫官」として、全国の港湾・空港にある検疫所で勤務する。また、行政指導などをおこなう「看護系技官」となる看護師もいる。

海外

日本赤十字社などの団体に所属し、災害時に派遣されて現地で看護にあたったり、開発途上国で看護や看護指導をおこなう。英語などの語学力や、海外特有の感染症などの知識が必要になる。

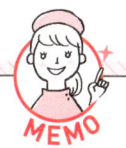

MEMO　看護師の起業

医療機関などでキャリアを積んだ後、起業する看護師が増えています。もっとも多い起業は訪問看護ステーションを開設することで、自ら管理者となり、所属する訪問看護師の派遣・管理をおこないます。また、看護で得た体に関する知識を活かして、マッサージ師やエステティシャンとして独立している人や、保育士とともに保育園を運営している人もいます。

Chapter 1　看護師の専門常識その1　看護師の仕事

訪問看護師

- 訪問看護師は、在宅治療の患者とその家族を支える存在
- 介護保険と医療保険の、訪問看護依頼の流れの違いを理解する

高齢化社会でニーズが高まっている

　高齢者の増加に伴い、在宅療養者のもとを訪れて看護をおこなう訪問看護師のニーズが年々高まっています。**訪問看護師は医療機関ではなく、訪問看護師を管理・派遣する「訪問看護ステーション」に所属する看護師で、医師が交付する「訪問看護指示書」を基にして、対象者の自宅を1人で訪問します。**そのため、対象者の症状に対して自分で判断し、適切な対応や処置をしなければならず、柔軟な対応能力が求められることが多いです。

対象者の生活を支える

　訪問看護における訪問看護師の大きな役割は、対象者を治療することではなく、対象者が疾患に向き合って生活するための手助けをすることです。そのために、訪問看護師は次のような看護をおこないます。

療養上の世話
食事・排せつ・入浴の介助をおこない、利用者の家族に世話の指導をする。

医療処置
かかりつけ医の「訪問看護指示書」に従って、医療処置をする。

医療機器の管理
人工呼吸器などの医療機器が正常に機能しているか確認する。

ターミナルケア
終末期の対象者が、自宅で過ごすための手助けをおこなう。

リハビリ
転倒防止などの運動機能のリハビリや、呼吸のリハビリをおこなう。

認知症の看護
服薬の指導や生活のリズムの調整をおこないながら、事故防止に努める。

申し込み・依頼の流れ

　訪問看護は、介護保険によるか、医療保険によるかで、申し込みや依頼の手順が異なります。それぞれの流れは、次の通りです。

● 介護保険を利用

65歳以上で要支援・要介護と認定、または、40歳以上65歳未満で、16の特定疾患によって要支援・要介護と認定され、主治医によって訪問看護が必要と判断された人。

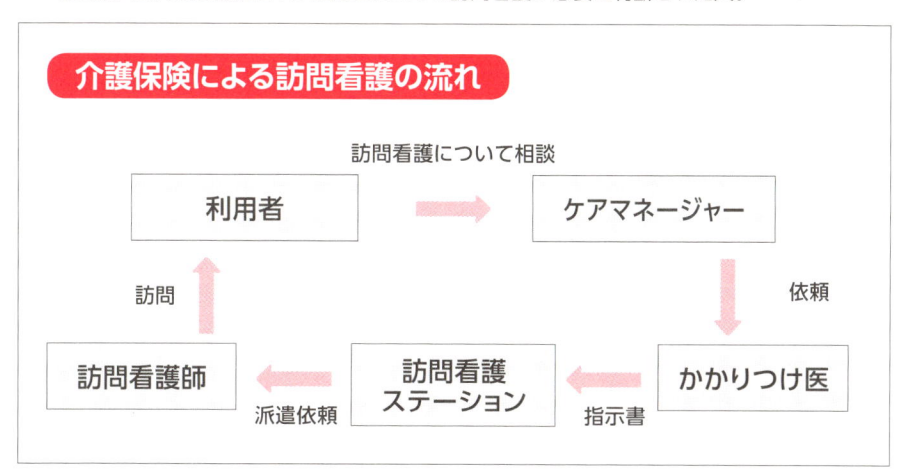

介護保険による訪問看護の流れ

利用者 →（訪問看護について相談）→ ケアマネージャー →（依頼）→ かかりつけ医 →（指示書）→ 訪問看護ステーション →（派遣依頼）→ 訪問看護師 →（訪問）→ 利用者

● 医療保険を利用

介護保険の対象外で、主治医により訪問看護が必要だと判断された人。主に病気や症状が重い人を対象にする。

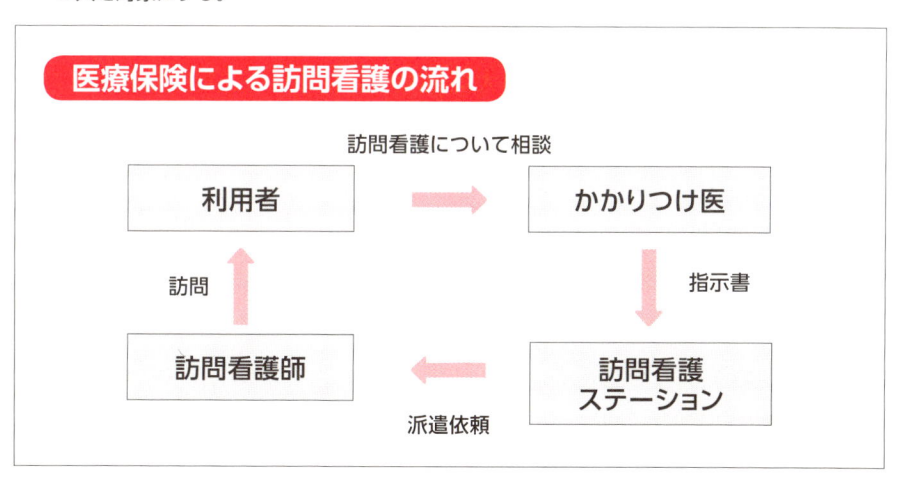

医療保険による訪問看護の流れ

利用者 →（訪問看護について相談）→ かかりつけ医 →（指示書）→ 訪問看護ステーション →（派遣依頼）→ 訪問看護師 →（訪問）→ 利用者

Chapter 1 看護師の専門常識その1　看護師の仕事

看護師の業務内容

- 患者へのサポートがもっとも重要
- 医療機関での日常業務を理解する

患者と医師の架け橋

　看護師のもっとも大切な業務は、患者と医師との橋渡し役になることです。患者に医師の診断や治療方法をわかりやすく説明したり、日常生活を送るうえでのアドバイスをおこないます。これは、患者の症状の改善や、早期治癒には欠かせないものです。

　看護師は医師とは違い、患者を診察・治療することはできませんが、患者が回復するための幅広いサポートをおこないます。どのような症状であっても、患者一人ひとりに合った生活が送れるように、個別に対応する必要があります。

　患者にとってもっとも身近な存在である看護師は、患者のよきパートナーでなくてはなりません。患者の表情や様子を観察して、言葉にできない不安や要望に気づくことができるかも大切なポイントです。また、患者本人だけでなく、患者の家族に対しても治療についての説明やアドバイスをしたり、不安を解消する役目を担います。

健康の保持と病気の予防を指導

　疾患を抱えた患者だけが看護師にとっての看護の対象ではなく、健康な人に対して指導するのも看護師の仕事です。**健康な人には、病気の予防や健康を保つために必要な知識を提供します**。

医療機関での日常業務

看護師が医療機関でおこなう日常業務の中で、代表的なものを紹介します。

問診
患者や付き添い人から症状を聞き出して、医師に伝える。疾患の重症度・緊急度を素早く把握する。

各種検査
尿検査・X線検査など、各種検査の案内と説明をする。血液検査では、看護師が採血をおこなうことが多い。

治療・手当て
医師の指示に従って、外傷などの治療・手当てをおこなう。感染症予防のため、衛生管理に十分注意する必要がある。

食事
患者へ食事を届けたり、下げたりする。自力での食事が困難な患者には、食事介助もおこなう。

入浴の介助
自力で入浴ができない患者に入浴の介助をおこなう。浴槽内に患者を上げ下ろしするリフトバスを用いることもある。

座位訓練
寝たきりの患者の回復への第一歩としておこなう、座る訓練のこと。寝ているベッドに座る訓練から始めることが多い。

ベッドメーキング
病棟では、病床のシーツやカバーなどを定期的に交換する。外来では、診察用ベッドのシーツの交換をする。

バイタルサインのチェック
患者の健康状態を把握するため、バイタルサイン（体温・脈拍・血圧・呼吸数など）のチェックをおこなう。

点滴・注射
医師の指示に従って、点滴・注射をおこなう。どの部門・診療科においても、看護師が担当することが多い業務のひとつ。

与薬（薬を与えること）
患者が正しく服用できるように、服薬方法を説明する。自力での服薬が困難な患者には、介助をおこなう。

排せつの介助
トイレに行くことができない患者をトイレに連れて行ったり、排せつ自体が困難な患者の介助をする。

患者移送
自力で歩けない患者を、車イスやストレッチャーなどで移動させる。救急時の移送方法は、116～117ページを参照。

体位交換
自力で寝返りができない患者の体位を定期的に換える。血行不良による褥瘡（床ずれ）などを防ぐ目的がある。

記録・巡回
患者の症状や様子を定期的に見回り、記録する。病棟では夜間も交代で見回り、患者の変化を見落とさないようにする。

Chapter 1 看護師の専門常識その1　看護師の仕事

給与と働き方

- 全労働者の平均年収よりも高い収入
- 結婚後・出産後の働き方も考えておく

給与は全労働者の平均年収より上回る

　厚生労働省の賃金構造基本統計調査によると、看護師の平均的な給与や労働時間は次の通りです。

平均年齢	勤続年数	労働時間	超過労働	月額給与	年間賞与	平均年収
38歳	7.4年	158時間/月	9時間/月	328,400円	782,700円	4,723,500円

※2013（平成25）年度調査

　また、看護師の給与は、日本の全労働者の平均よりも60万円ほど上回っています。これは、夜勤などの手当がつくためですが、収入面では恵まれた職業であるといえるでしょう。

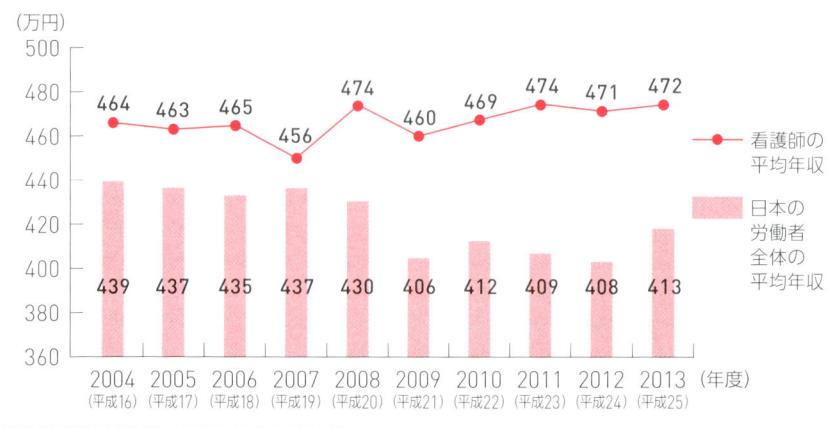

（万円）

年度	看護師の平均年収	日本の労働者全体の平均年収
2004（平成16）	464	439
2005（平成17）	463	437
2006（平成18）	465	435
2007（平成19）	456	437
2008（平成20）	474	430
2009（平成21）	460	406
2010（平成22）	469	412
2011（平成23）	474	409
2012（平成24）	471	408
2013（平成25）	472	413

〈厚生労働省「賃金構造基本統計調査」より作成〉

働き方は勤務先によって大きく異なる

　医療機関の病棟に勤務すると、入院患者を24時間見守る必要があるため、看護師は交代制で看護をおこないます。2交代制か3交代制のシフトの中で働くために夜勤をする必要があり、深夜勤務には手当が支給されます。シフト制で働く場合には、4週間で7〜8日の休日を定期的に設けます。入院施設のない医療機関には定休日があるため、看護師も休みの日が決まっています。こちらは診療時間内の勤務になるので、夜勤はありません。

　勤務形態を優先して職場を選ぶ場合は、あらかじめ下記について確認するとよいでしょう。

● **勤務時間、休日について**
　自分の生活のスタイルと照らし合わせてみる。

● **患者はどんな人たちが多いか**
　特殊な疾患の患者や、急変患者の多い医療機関では、専門知識が必要になる。

● **子育て中の看護師への対応**
　出産休暇や育児休暇だけでなく、子育てしながら働きやすいかも確認する。

● **夜勤の有無**
　夜勤がある場合、どんなシフトが組まれているのか。

● **救急への対応が必要か**
　救急対応のために、勤務時間が不規則になることがある。

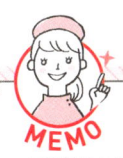

MEMO　働いていない看護師が55万人も

　看護師の資格を持ちながらも、看護師として働いていない「潜在看護師」が、日本国内に約55万人も存在しています。そのうちの約80％が、看護師としての職場復帰を希望しています。しかし、休職している間に医療が進歩してしまったことや、休職のブランクで技術に自信が持てないなどの理由で、復職を思いとどまっている人が多くいます。
　潜在看護師は特に女性に多く、働くのを辞めてしまった理由には、結婚・出産・育児が大部分を占めます。看護師不足の解消のためにも潜在看護師に復職が求められており、復職のためのセミナーや院内託児所を設けて、出産後の看護師が復職しやすい環境を整える病院も増えています。

Chapter 1　看護師の専門常識その1　看護師の仕事

男性看護師について

● 看護大学の設置以降、男性看護師は急増している
● 力仕事や機器操作などの場面で活躍している

看護師増加率では男性が女性を上回る

　日本ではかつて、看護師は女性が活躍する職業だったため、女性の看護師を「看護婦」、男性の看護師を「看護士」と分けて呼んでいました。しかし、2002年3月に法改正がおこなわれ、男女ともに「看護師」という名称で統一されました。

　全看護師における男性の割合は、6％程度とかなり低いですが、ここ数年の看護師数の増加率においては、男性看護師が女性看護師を上回っています。

看護大学での教育が男性の関心を集めている

　男性看護師が増えた理由としては、「看護師」という男女差のない名称が使われるようになったことが挙げられます。また、テレビドラマの題材としても男性看護師が多く用いられるようになり、世間的に男性の職業のひとつとして定着しつつあるようです。

　2002年、看護師養成課程に4年制の看護学部が加えられたことも、男性看護師数の増加の一因と考えられています。それまでの短大や専門学校などが中心だった看護師の養成学校よりも、より専門性・研究性の高い看護大学での教育に男性の関心が集まるようになったのです。そのため、看護学部への進学者が増加し、男性看護師数が増える後押しとなりました。

男性は力仕事が求められる場面で活躍

　男性看護師は戦前から存在していたものの、精神科の病棟勤務になることが多くありました。それは、危険な行動をとりやすい精神科の患者を抑制するには、女性よりも体力があり、肉体的な能力に優れた男性の方が向いているとされていたためです。

　現在でも、男性看護師は、力仕事を任されることが多い整形外科や精神科、手術室などに勤務することが多いです。また、男性器を診ることがある泌尿器科の担当になることもあります。反対に、女性の患者を扱う婦人科・産科に配属されることは、ほとんどありません。

● 精神科
危ない行動をとりやすい患者と関わることが多く、看護師がけがをすることもあるため、女性よりも力がある男性看護師が求められている。

● 整形外科
高齢者や傷病によって体が不自由になった患者の介助など、力仕事が頻繁にあるので、男性看護師が必要とされることが多い。

● 手術室
手術では、重篤な患者を動かす必要があるため、女性よりも体力のある男性看護師が多く配属されている。また、操作が難しい手術機器の担当になることもある。

● 泌尿器科
男性の患者が多く、男性器に関わる疾患を扱うため、女性看護師だと症状を話しにくいことがある。そのため、女性よりも男性看護師が求められることが多い。

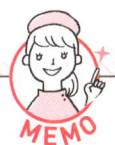

MEMO　日本男性看護師会

　男性看護師はまだまだ少数なので、女性の中で働く悩みを抱える人も少なくありません。男性看護師同士の交流や支援を目的として、「日本男性看護師会」は発足しました。全国の地方自治体や病院では独自の男性看護士会を設けたり、男性看護師の集まりなどを催して、交流をはかっているところもあります。

Chapter 1　看護師の専門常識その1　看護師の仕事

看護師になるには

- 3つのタイプの看護学校の特徴を把握し、進学先をイメージする
- 高度な知識と技術を持った、高学歴の看護師が増えている

将来の目標を見据えて進学先を選ぶ

　看護師になるにはいくつかのルートがあります。自分がどんなキャリアを積んでいきたいかによって、ルートの選択が異なります。まずは看護学校それぞれの特徴を確認しておきましょう。

	看護大学	看護短期大学	看護専門学校
修業年限	4年	3年	3年
授業時間	授業日数は、1年間で35週210日が原則（単位制）	授業日数は、1年間で35週210日が原則（単位制）	1年間で800時間以上（時間制）
取得可能な資格	●看護師国家試験受験資格 ●保健師国家試験受験資格※1 ●助産師国家試験受験資格 ※1 保健師資格を取得すれば、養護教諭二種免許が取得可能。	看護師国家試験受験資格 ※養護教諭二種免許が取得できる学校もある。	看護師国家試験受験資格 ※保健師・看護師統合カリキュラム校では、保健師国家試験受験資格も取得できる。
特徴	●多くの知識や理論、技術を学ぶことができる。 ●保健師や助産師の受験資格も得られる大学がある。 ●卒業後に大学院に進学して、専門看護師を目指すことができる。	●看護の知識や技術をある程度身につけることができる。 ●看護師の受験資格を早く得たい人に向いている。 ●看護短期大学の数は減少傾向にある。	●実践力が身につくので、早く現場で活躍できる。 ●病院付属の学校の場合、就職率が高い。 ●卒業後、大学に編入できる制度がある。

大学・大学院卒の看護師が増えている

2002年から4年制の看護学部を設置できるようになり、多くの看護系の専門学校や短大が4年制大学に改編した結果、**近年では大卒の看護師が増え、高学歴化が進んでいます**。医療の高度化に伴って、看護師にも高度な知識や技術が求められており、大学や大学院でより多くの知識と技術を学ぶことが必要とされています。

看護師資格取得までのルート

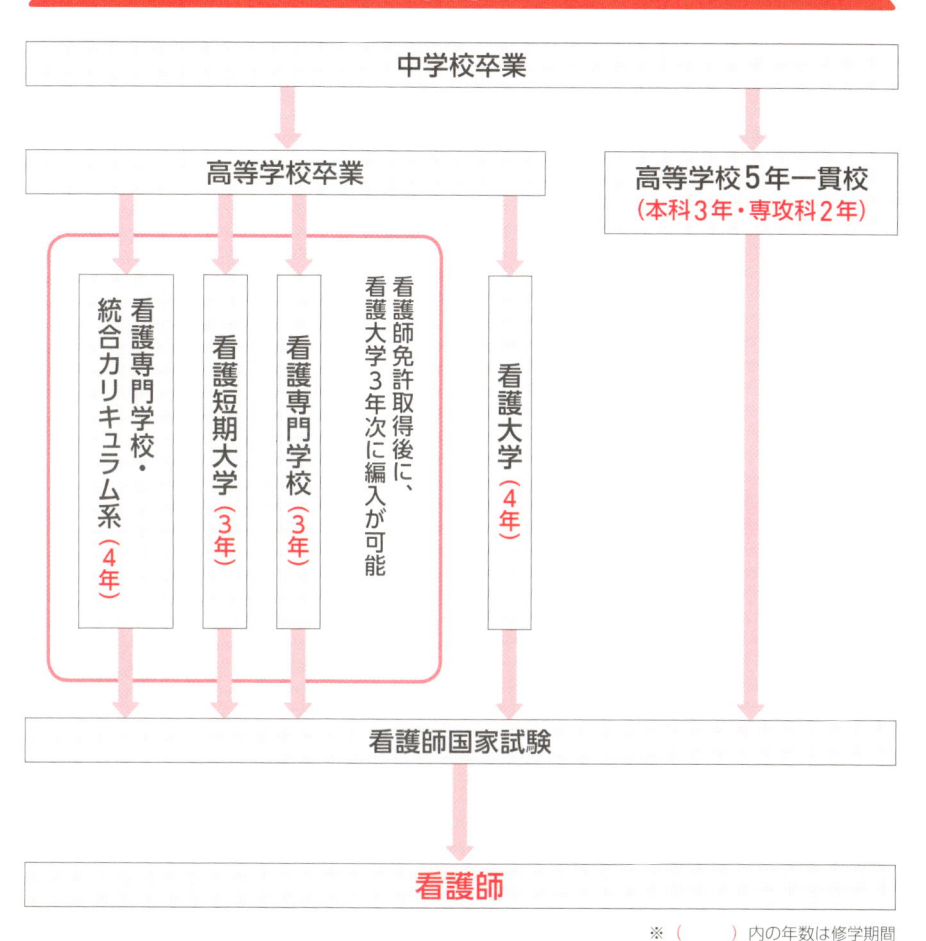

中学校卒業
→ 高等学校卒業
　→ 看護専門学校・統合カリキュラム系（4年）
　→ 看護短期大学（3年）
　→ 看護専門学校（3年）
　→ 看護師免許取得後に、看護大学3年次に編入が可能
　→ 看護大学（4年）
→ 高等学校5年一貫校（本科3年・専攻科2年）

→ 看護師国家試験
→ 看護師

※（　　）内の年数は修学期間

Chapter 1　看護師の専門常識その1　看護師の仕事

看護学校での学習・活動内容

- 看護学校在学中に多くの座学と実習を経験
- 学年ごとの学習・活動内容を把握して、学生生活をイメージする

1回の授業で多くのことを学ぶ

　多くの看護学校では、春から夏休みまでを前期、夏休み明けから学年末までを後期と分けています。前期・後期それぞれで学習する内容も大きく異なるため、時間割が変わることも多いです。

　また、看護学校の授業の進むスピードはとても速く、1回の授業で多くのことを学ぶ必要があります。 1分野の終了ごとにテストがあり、レポートの提出が必要な場合もあります。特に看護短期大学や看護専門学校では、3年間ですべての知識と技術を身につけるため、ほとんどの学生が看護学習に没頭する生活を送っています。

学年を追うごとに実習が増える

　看護学校の1年生（大学では1・2年生）の学習内容は、基礎的な知識の習得と演習が中心になります。2年生（大学では3年生）からは徐々に実習が増え、3年生（大学では4年生）には実習中心となります。3年生（大学では4年生）は実習の準備や報告に追われながら、国家試験の受験の対策や就職活動が始まります。

　このように、看護学校の学生は一般の学生に比べると、忙殺したスケジュールをこなすことになりますが、3〜4年間ともに助け合いながら成長する仲間たちの間には、強い友情と連帯感が生まれるでしょう。

学年ごとの学習・活動内容

● 1年生 (大学では1・2年生)

看護の基礎知識の授業を受けることと、実技実習が中心となります。実技実習では、シミュレーター（実習用の人形）を用いたり、学生が模擬患者となりながら、基本的な看護技術を身につけます。学年末近くには基礎看護学実習が始まり、実際に病院で患者を受け持つ臨地実習に入ります。

学校によっては、基礎看護学習が終わったとき（11月頃）に、教官からナースキャップを与えられる「戴帽式(たいぼうしき)」があります。

1年生の学習と活動
- 実技実習
- 戴帽式
- 基礎看護学実習がスタート

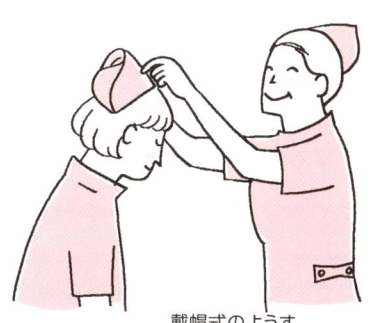

戴帽式のようす

● 2年生 (大学では3年生)

看護師としての勉強が本格的にスタートします。専門的な知識・技術を学ぶようになり、臨地実習の時間が増えます。そのため、実習の準備や課題で忙しくなります。早めに国家試験対策に励む学生や、就職活動に備えて就職説明会やインターンシップに参加する学生もいます。

2年生の学習と活動
- 領域別実習
- 就職説明会
- インターンシップ
- 国家試験模試

● 3年生 (大学では4年生)

実習が学生生活の中心になります。これまでの領域別実習に加えて、複数の患者の受け持ちや夜間実習を含む統合実習もおこないます。

多くの実習と並行して、国家試験の対策や就職活動、卒業研究をおこなうことになるので、この1年間は時間のやりくりが大切になります。

3年生の学習と活動
- 統合実習
- 国家試験
- 卒業研究
- 就職活動

Chapter 1　看護師の専門常識その1　看護師の仕事

看護学校での学習と実習

- 3～4年間で「基礎分野」「専門基礎分野」「専門分野」「統合分野」を学ぶ
- 実践の力を身につける臨地実習が、カリキュラムの大半を占める

カリキュラムは学校によって異なる

　看護学校では、「基礎分野」「専門基礎分野」「専門分野」の3つの分野を学びます。一部の看護学校では、「統合分野」を加えて、4つの分野の教育をおこなっています。各分野のカリキュラムは、学校によって異なりますが、幅広い知識を身につけることを目的としたものや、より専門的な知識を中心としたものなど、学校ごとに特色があります。

　進学先を選ぶときには、どのようなことを学び、将来的にどんな働き方をしたいのかをしっかりと考えたうえで、各学校のカリキュラムを確認して検討しましょう。

卒業までの必要単位数

　通常、看護学校では、授業科目ごとに取得できる単位数が決まっており、卒業時に必要単位を取得することで、卒業が認められます。看護学校ごとの、卒業までの期間（看護大学では4年間、看護短大・看護系専門学校では3年間）に取得が必要になる単位数は、次の通りです。

- **看護大学**………… 124単位以上
- **看護短期大学**…… 93単位以上
- **看護専門学校**…… 93単位以上
  ※統合分野のカリキュラムがある場合は111単位以上

4つの分野のカリキュラム

最初に「基礎分野」で社会人としての基礎教養を学び、「専門基礎分野」「専門分野」での専門的知識の習得へと進みます。「統合分野」では、身についた看護の知識・技術の幅広い活用を目指します。

● 基礎分野 (13単位)

看護師になる人間として、成長するための基礎となる学習をおこなう。幅広い分野の教育を受けることが特徴。

主なカリキュラム
- 人文科学（哲学・論理学・看護英語など）
- 社会科学（教育学・社会学・心理学）
- 自然科学（生物学・化学・応用物理学など）

● 専門基礎分野 (21単位)

人体の仕組みや構造、人間の健康・疾病・障がいについて理解する学習をおこなう。

主なカリキュラム
- 人体の構造と機能
- 病理学
- 病態学
- 薬理学
- 微生物学
- 生化学
- 代謝栄養学
- 公衆衛生学
- 社会福祉論
- 関係法規

● 専門分野 (59単位)

看護をおこなう上で必要な知識や技術を学習する。実習を通して、実践的な学習もおこなう。

主なカリキュラム
- 基礎看護学
- 成人看護学
- 老年看護学
- 小児看護学
- 母性看護学
- 精神看護学
- 地域看護学
- 助産学

● 統合分野
（12単位 ※看護大学と看護専門学校の一部で設定）

在宅看護や、ほかの医療従事者とともに看護する実践力を身につける。

主なカリキュラム
- 在宅看護論
- 臨床応用看護論

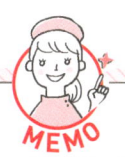

MEMO オープンキャンパスに行ってみよう！

看護系の学校では、入学希望者に対して学校を公開するオープンキャンパスをおこなっています。参加すると、学内の雰囲気を体感できたり在校生に話を聞いたりできるので、自分に合った学校を選びやすくなります。また、個人相談や1日体験入学をおこなっている学校もあるので、利用してみましょう。

基礎的な技術を身につける実技実習

　実技実習は、シミュレータを用いたり、学生が練習台になっておこなう、基礎看護学を踏まえた看護技術を身につけるためのものです。

実技実習の主な内容

- 体温・脈拍・血圧の測定
- 点滴・注射
- 採血
- 食事介助
- 患者移送
- 心肺蘇生法

実際の看護行為で技術を習得するだけでなく、「大丈夫ですか」「体温を測りますよ」などの患者に対する声かけの重要性についても学びます。また、自分が模擬患者となることで、患者の気持ちを理解する経験になります。

実践力を身につける臨地実習

　臨地実習は、実際の病院で学んだ知識や技術を現場で活かすためにおこなわれます。看護学校では、カリキュラムの4分の1が臨地実習にあてられており、臨地実習が看護師育成において重要視されていることがわかります。

　臨地実習は、2年次からおこなう学校が多いですが、最近では1年次から始める学校もあります。実習先では、実習指導者（実際に働いている看護師）や学校の教員の指導を受けながら、1人の実習生が1人の患者を受け持ちます。実習の計画や看護の記録を毎日必ず提出し、問題箇所や改善すべき部分のチェックを受けます。

臨地実習の主なカリキュラム

● 専門分野
- 基礎看護学実習Ⅰ・Ⅱ
- 成人看護学実習Ⅰ・Ⅱ・Ⅲ
- 老年看護学実習Ⅰ・Ⅱ
- 小児看護学実習
- 母性看護学実習
- 精神看護学実習

● 統合分野
- 在宅看護論実習
- 総合看護実習

専門分野の臨地実習は、一般病棟や小児病棟、産科病棟など、さまざまな病棟でおこないます。これを一通り終了した後で、複数の患者を受け持ったり、夜勤をおこなう統合分野の臨地実習に入ります。

臨地実習の主な内容

臨地実習の内容には、学校ごとに違いがあります。また、実施される病院によっても実習内容が異なりますが、どの病院においてもおこなわれる実習がいくつかあります。下記を参考に、実習内容を確認しておきましょう。

● **施設オリエンテーション**
病院内の施設の説明を受け、災害時の対応についても確認する。

● **患者のバイタルサイン測定**
患者の体温・血圧・脈拍・呼吸数などを測定する。

● **環境整備**
ベッドメーキングや病室の温度、照度などの環境管理をおこなう。

● **学内カンファレンス**
学生と指導教員で、臨地実習でおこなったことや学んだことを報告し合い、お互いの学んだことを共有する。

● **ケースカンファレンス**
1人の患者に関して、学生がそれぞれに意見を出し合い、意見交換をする。

● **患者の情報収集**
受け持つことになった患者と話し、家族背景や趣味などの情報を聞き出す。

● **患者の療養上の世話**
清拭や足浴、シャワー浴、食事の世話といった、日常生活の援助をおこなう。

● **反省会**
日々の実習の区切りにおいて、問題点などの意見を発表し合う。

● **合同カンファレンス**
複数のグループがそれぞれの実習での報告をする。

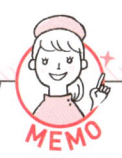

MEMO 患者への感謝の気持ちを忘れずに

臨地実習に入る前に、学生は誓約書を病院側に提出します。これは、看護学生としての節度を守ることや、患者の個人情報を漏えいしないことを約束するものです。臨地実習に協力してもらう患者にも、実習の内容を確認したうえで、承諾書を提出してもらいます。
　臨地実習の際には、患者が実習の協力者であることを忘れず、感謝の気持ちで接するようにしましょう。

看護師の仕事 理解度チェック問題

問1 以下の文章は、それぞれ看護師の業務である「療養上の世話」と「診療の補助」のどちらの内容にあたるか答えなさい。

❶ 医師の指示に基づいて、看護師がおこなうこと。
❷ 患者が治療に専念するため、快適な療養環境を整える。
❸ 患者の手当てをする。
❹ 看護師の判断でおこなうことができること。
❺ 病室のベッドメーキング。
❻ 検査の際に、医療機器の操作をおこなう。

問2 以下の文章の下線部に入る語句を答えなさい。

1. 看護部長は❶＿＿＿の代表として、❶＿＿＿が関わるすべての❷＿＿＿や部門を管理する。また、ほかの❸＿＿＿と交渉をおこなったり、❹＿＿＿の運営・管理にも携わり、❶＿＿＿の労働環境を改善する役目もある。

2. 看護師長は、同じ診療科・部門で働く看護師を❺＿＿＿する立場にあり、看護師の❻＿＿＿の管理・調整をおこなう。また、部下である看護師に対し、看護技術などの❼＿＿＿もおこなう。

答え

問1 ❶ 診療の補助　❷ 療養上の世話　❸ 診療の補助　❹ 療養上の世話　❺ 療養上の世話　❻ 診療の補助

問2 ❶ 看護師　❷ 診療科　❸ 医療従事者　❹ 医療機関　❺ マネジメント　❻ 勤務　❼ 教育

> **問3** 以下の文章は看護師と准看護師についてのものである。正しいものに○、間違っているものに×をつけなさい。

❶ 看護師がどのような業務をおこなう職業であるかは、保健師助産師看護師法で定められている。

❷ 看護師は医師の指示がなくても、医療行為ができる。

❸ 看護師の資格は、取得後5年おきに更新手続が必要である。

❹ 看護師は患者に対してだけでなく、患者の家族に対しても、患者の療養のアドバイスをおこなう。

❺ 日本の女性労働者のうち、20人に1人が看護職に就いている。

❻ 看護師の多くは、病院などの医療機関に勤務している。

❼ 「看護師」とは、もともとは男性看護師をさす名称だった。

❽ 看護師の資格は国家資格である。

❾ 准看護師は、医師や看護師の指示なしでも看護ができる。

❿ 保健師助産師看護師法には、看護師は「診療の補助」だけをおこなえると制定されている。

⓫ 看護師はほかの医療従事者と連携することなく、単独で看護行為をする職業である。

⓬ 看護師国家試験は、高等学校を卒業した人なら誰でも受験できる。

⓭ 准看護師になるには、中学卒業後に看護教育を受ける必要がある。

答え

問3 ❶○ ❷× ❸× ❹○ ❺○ ❻○ ❼× ❽○ ❾× ❿× ⓫× ⓬× ⓭○

問4 次の文章は、認定看護師と専門看護師についてのものである。{　}内で正しいほうを選びなさい。

❶ 認定看護師とは、特定の看護分野において、{ **熟練・特化** } した看護技術と知識を保持していると認められた看護師のことである。

❷ 認定看護師の資格を得るには、{ **倫理的・科学的** } 根拠に基づいたハイレベルな看護知識・技術を認定看護師の教育機関において学ぶ必要がある。

❸ 専門看護師とは、特定の専門看護分野において、看護の実践や教育、{ **研究・指示** } のすべてを担当できる能力のある看護師のことである。

❹ 認定看護分野は、現在 { **21・50** } 分野が特定されている。

❺ 専門資格看護師は、患者に必要な看護や援助がおこなわれるように、{ **行政・健康保険福祉** } に携わる人々の手配をおこなう。

❻ 認定看護師の資格認定審査は年に1回実施され、{ **書類審査・筆記試験** } でおこなわれる。

❼ 専門看護師の認定審査では、筆記試験だけでなく、{ **書類審査・身体検査** } もおこなわれる。

❽ 認定看護師の認定審査を受けるには、看護師の臨床経験が5年以上必要で、そのうちの { **2・3** } 年が認定看護分野での経験でなくてはならない。

❾ 専門看護師の資格を取得した後には、{ **10・5** } 年ごとに更新のための審査を受ける。

❿ 専門看護師の資格取得は、{ **大学・大学院** } の修了者が対象になる。

答え

問4 ❶ 熟練　❷ 科学的　❸ 研究　❹ 21　❺ 健康保険福祉　❻ 筆記試験　❼ 書類審査　❽ 3　❾ 5　❿ 大学院

問5　次の文章は看護学校に関してのものである。正しいものに○、間違っているものに×をつけなさい。

❶ 将来的に専門看護師を目指すには、看護短期大学に進学したほうがよい。

❷ 病院付属の看護専門学校は、就職率が高い。

❸ 4年制大学に看護学科が加わったのは、2002年からである。

❹ 看護学校では、カリキュラムの5分の1が臨地実習にあてられる。

❺ 臨地実習でおこなう、1人の患者に関して全員で意見を出し合うカンファレンスのことを合同カンファレンスと呼ぶ。

❻ 臨地実習では、数人がグループになり、1人の患者を担当する。

❼ 看護学校では、「基礎分野」「専門基礎分野」「専門分野」「統合分野」の4つの分野を学ぶ。

問6　次の問題に答えなさい。

❶ 訪問看護師が所属する、訪問看護の派遣を行う施設の名称を答えなさい。

❷ 助産師は男性・女性、どちらが取得できる資格か。

❸ 助産師が助産院を開業できる権利のことを何というか。

❹ 保健師が主に所属する勤務先を2つ答えなさい。

❺ 看護師が夜勤をする必要がある勤務先の部門を何というか。

❻ 男性看護師が活躍しやすい診療科の名称3つを答えなさい。

答え

問5 ❶× ❷○ ❸○ ❹× ❺× ❻× ❼○
問6 ❶訪問看護ステーション ❷女性 ❸開業権 ❹役所・保健所 ❺病棟（入院部門）
　　❻整形外科・精神科・泌尿器科

Column 2

看護師インタビュー②

休みの日は仕事を忘れたい!?

Q. 休みの日は何をして過ごしていますか?

Dさん
休みの日にはなるべく早起きをして、朝から部屋の掃除をするようにしています。普段は仕事の忙しさや疲れから、簡単な掃除しかできないので、休みの日は大掃除のように掃除をするんです。部屋の隅から隅までしっかりと掃除機をかけて、カーテンを洗ったら本当にスッキリします。ストレス解消にも、掃除はぴったりですよ!

Eさん
見たかったDVDを見たり、録りためておいたドラマを観ることが多いですね。看護師の仕事は人の命に関わる大変なものなので、せめて休日だけはそんな現実の世界から離れたくって、楽しいストーリーのものを中心に観ています。特に大好きな俳優さんがでてくる映画やドラマは必ず観るようにして、次の日からの仕事の活力にしています。

Fさん
友達や恋人と一緒に、ショッピングや映画に行ったりします。疲れをとるために家でゆっくりしてもいいのですが、流行りのファッションをチェックしたいので、なるべく出かけるようにしています。外出先で救急車のサイレンが聞こえると、「救急患者だ!受け入れの準備しなきゃ!」と思ってしまうのは、職業病みたいなものですね。

Chapter 2

看護師の専門常識・基礎知識

看護師の専門常識その2 病院

多くの看護師が「病院」に属しています。職場である「病院」とは、具体的にどのような施設で、看護師がどのような働き方をしているのかを確認していきましょう。

病院を詳しく知ることで、自分が将来どのような看護師になりたいかがイメージしやすくなります。何より、看護師の知識が深まります！

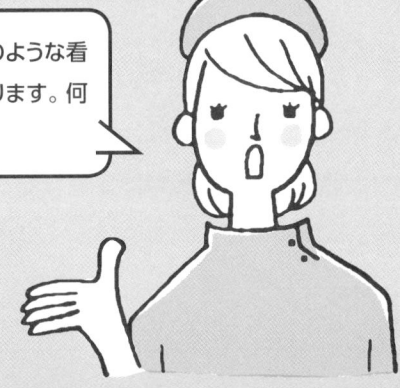

Chapter 2　看護師の専門常識その2　病院

病院の種類

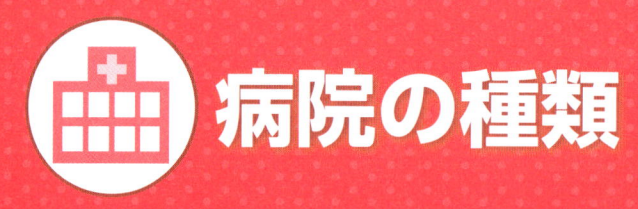

- 病院と診療所の分類、それぞれの役割の違いを理解する
- 機能によって病院は区分されている

20床以上の入院施設があるのが病院

　一般的な医療機関のことを、ほとんどの人が「病院」と呼んでいます。しかし、医療体制について定めた法律「医療法」では、**医療機関の中でも20人以上の病床（入院施設としてのベッド）のあるものが「病院」で、19人以下の入院施設があるもの、もしくは入院施設のないものは「診療所」**と定義されています。

　病院は、医師や看護師、薬剤師などについて、配置しなければならない人数が医療法で定められています。しかし診療所は、医師が1人いるべきこと以外の決まりはありません。

「かかりつけ医」として機能する診療所

　病院よりも規模が小さい診療所は、開業医による個人運営であることが多く、全国にある病院などの医療機関のうち90％以上を診療所が占めていることからも、多くの人々にとって、もっとも身近な医療機関といえます。ちなみに、「医院」「クリニック」といった名称は、「診療所」の言い換えです。

　診療所の多くは、地域に根差した医療をおこない、健康や病気についていつでも気軽に相談できる「かかりつけ医」として機能しています。 重度の症状が見られる患者には、より高度な診察・治療を受けられる病院を紹介することもあります。

病院は機能によって分類される

病床の種類による分類

病床は、医療法によって5つ（一般病床、精神病床、結核病床、感染症病床、療養病床）に分類されている。どの病床を扱うかによって、病院を区分することができる。

一般病院	主に**一般病床**対象の、急性期（疾患にかかり始めたばかりの時期）の患者を入院させる病院。
精神科病院（精神病院）	精神疾患を抱えた患者を入院させる**精神病床**が80％以上を占める病院。
結核療養所（結核病院）	結核の患者を入院させる**結核病床**が80％以上を占める病院。
感染症病院	感染症法で定められた一類感染症・二類感染症・新感染症などの患者を入院させる**感染症病床**が100％である病院。
療養型病床群	長期療養の患者を入院させる**療養病床**が多くを占める医療機関。

病院の機能による分類

保持する機能によって、病院は次の3つに分けられる。

特定機能病院	ほかの病院から紹介されてきた患者に対し、高度先端医療を提供できる病院。厚生労働大臣が認可する。
地域医療支援病院	地域の病院や診療所での診療・治療をバックアップできる高度な機能を持つ病院。都道府県知事が認定する。
一般病院	上記の2つ以外の病院。

その他の病院の種類

救急指定病院	救急隊が救急搬送する傷病者を受け入れ、診療・治療する。都道府県知事が認定する。
救命救急センター	複数の診療科にまたがる重篤な傷病を抱えた患者に、高度な医療をおこなう。
災害拠点病院	災害時に、災害医療を担当する医療機関を支援する。

2 看護師の専門常識その2 病院

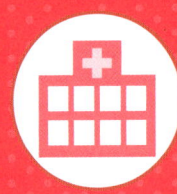

Chapter 2 看護師の専門常識その2　病院

診療科の種類

- 医療機関によって、診療科の分類や名称が異なる
- それぞれの診療科における、看護師の業務を確認する

専門に診療する分野を表したもの

　医療機関では、専門に診療する分野を「診療科」として区分しています。**診療科の分類は法令で定められておらず、各医療機関によって診療科の分類や名称は違います**。ただし、広告に掲載できる診療科名は、医療法によって37種類に限られています。

　患者は病状や傷病の部位によって、受診する診療科を選びます。近年、多数の診療科がある病院では、診療科の枠を飛び越えて連携し、チーム医療（→P.72）をおこなうことが多くなっています。

勤務先としての診療科の選び方

　診療科によって仕事に大きな違いがあるため、看護師として医療機関に勤務する場合には、どの診療科を担当するかを慎重に選ぶ必要があります。診療科によっては、検査が多かったり、子どもや高齢の患者が多いなどの特徴があります。その特徴を踏まえて、**「自分に合っている診療科かどうか」「働きやすい診療科なのか」**などの基準を設けて、勤務する診療科を選ぶようにしましょう。

　たとえば「高度なスキルを身につけたい」との理由から、急変患者が多く、難しい治療を必要とする診療科をあえて勤務先に選ぶ看護師もいます。今後の自分のキャリアアップを考えることも、診療科の選択の基準になります。

診療科と診療内容

　一般的な診療科とその診療内容は次の通りです。各診療科における看護師の業務についても確認しておきましょう。

循環器内科・外科

血液の病気や心臓疾患を担当。急患や重症患者が多いので、看護師には専門的な知識や技術のほかに、迅速に対応できる能力が求められる。重症患者を心臓血管疾患集中治療部（CCU）で看護することもある。

主な対象疾患
- 心臓に関係する疾患（狭心症、心筋梗塞、心不全など）
- 動脈や末梢血管の疾患（動脈瘤、閉塞性動脈硬化症など）
- 不整脈
- 高血圧症

呼吸器内科・外科

気管や肺などに関する疾患を担当。加齢による呼吸器疾患を抱えた高齢の患者が増えている。高齢の患者の話をしっかり聞きとり、目視でも状況を確認することが看護師にとって重要になる。

主な対象疾患
- 腫瘍性疾患（肺がんなど）
- 感染症（肺炎、肺結核など）
- びまん性肺疾患（間質性肺炎、サルコイドーシスなど）
- 胸膜疾患（気胸、胸膜中皮腫など）

消化器内科・外科

消化器の疾患を扱う。検査に重点が置かれるため、看護師には検査や検査機器に対する知識が必要とされる。日常生活に深く関わる疾患が多いので、治癒が困難な患者には、精神的苦痛や不安に対する手助けもおこなう。

主な対象疾患
- 腫瘍性疾患（胃がんなど）
- 胃および十二指腸潰瘍
- 逆流性食道炎
- 肝炎

泌尿器科

尿や性器に関する領域を担当。がんを含む腫瘍や結石などを扱う外科と、感染症や血尿を診る内科がある。主に男性器に関する疾患を扱うため、患者にはデリケートな配慮が必要になる。男性患者に対応するため、男性看護師が多い。

主な対象疾患
- 腫瘍性疾患（前立腺がん、膀胱がんなど）
- 間質性膀胱炎
- 前立腺肥大症
- 尿路結石

整形外科

骨や筋肉、靭帯、神経などの、運動器官に関わるすべての組織を対象とする。傷病で体が不自由な患者を支える力が必要なため、男性看護師が多く活躍する。

主な対象疾患
- 外傷による疾患（骨折、脱臼、打撲、捻挫など）
- リウマチ ●骨粗しょう症
- 痛風 ●脊髄外科

形成外科

火傷や凍傷、シミ、イボなどの皮膚に表れた異常を外科処置する。切除や縫合などの処置をおこなうことが多く、手術部の看護師と同じスキルが求められる。

主な対象疾患
- 先天性疾患（口唇裂・口蓋裂、先天性眼瞼下垂など）
- 外傷（瘢痕、ケロイドなど）
- 腫瘍の治療（母斑、血管腫）

脳神経外科

脳に関わる疾患を担当。意識がない患者や、意識がはっきりしていない患者を扱うため、患者の状態を示す計測機器のモニタリングをおこなうことが多い。

主な対象疾患
- 脳腫瘍（髄膜腫、神経膠腫など）
- 脳血管障害（脳卒中、脳動脈瘤など）
- 頭部外傷（脳挫傷など）
- 機能的疾患（三叉神経痛など）

小児科

0〜15歳までの患者を対象とする。言葉を理解できない、あるいは話せない幼少の患者が多いので、目視での症状チェックを行う必要がある。

主な対象疾患
- 小児の急性の疾患（発熱など）
- 先天性疾患、悪性疾患
- 小児の慢性的な疾患・症状（ぜんそくなど）

婦人科・産科

産科は妊娠から産褥（出産後、体調が妊娠前までに戻るまでの期間）までを扱う。婦人科では女性に特有の子宮や卵巣などに関する疾患の治療をおこなう。

主な対象疾患
- 妊娠・出産
- 良性疾患（子宮筋腫・子宮内膜症など）
- 悪性疾患（子宮頸がん・子宮体がん・卵巣がんなど）

皮膚科

全身の皮膚の疾患全般を扱う。疾患によっては恥ずかしい部位を診察することになるため、診察が患者の精神的な負担にならないよう配慮する。

主な対象疾患
- 湿疹皮膚炎群（湿疹、アトピー性皮膚炎など）
- 皮膚腫瘍・あざ
- 感染症（水虫、とびひなど）

耳鼻咽喉科

耳や鼻、咽喉に症状に対応する。子どもの患者や、花粉症などの季節性疾患の患者が多い。聴力検査や鼓膜の動きを調べる検査、吸入などを看護師が担当する。

主な対象疾患
- 耳疾患（中耳炎、メニエール病など）
- 鼻疾患（副鼻腔炎、アレルギー性鼻炎など）
- 咽喉頭部疾患（咽頭炎など）

眼科

眼に関する疾患を扱う。白内障や緑内障、網膜剥離などの手術をおこなうこともあり、手術時間は30分から1時間と、外科手術と比べると短めのものが多い。

主な対象疾患
- 角膜・結膜の疾患（結膜炎、ドライアイなど）
- まぶたの疾患（麦粒腫など）
- 眼内の炎症性疾患（ぶどう膜炎など）

精神科

精神に大きな疾患を抱えた患者に、医師によるカウンセリングと、投薬治療を中心におこなう。患者の回復のための環境を整えることが、看護師の役目になる。

主な対象疾患
- 気分障害（うつ病など）
- 不安障害（適応障害、パニック障害など）
- 睡眠障害（不眠症など）

放射線科

X線などの放射線を用いて、診断と治療をおこなう。診断はミリ単位でがんの病巣を発見する。治療では、放射線をがん細胞などの腫瘍に照射して、縮小させる。

主な対象疾患
- 悪性腫瘍（がん）
- 脳血管障害
- 良性脳腫瘍（髄膜腫、聴神経鞘腫、下垂体腺腫など）

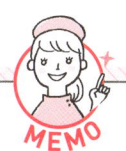

MEMO 総合診療科は相談窓口

　数多くある診療科の中でも「総合診療科」は特別なもので、大きな総合病院や大学病院にあり、どの診療科を受診していいのかがわからない患者のための窓口になっています。大きな病院の患者は、診療所などのかかりつけ医からの紹介で来院する場合がほとんどです。診療所の医師が専門としている診療科の範囲内で診断が難しい場合、総合診療科に患者を紹介するようにしています。

　総合診療科は、診断に関して幅広く奥深い知識を持つ医師が担当します。また、臓器の特定が難しい疾患でも対応できる医師も、総合診療科に所属しています。

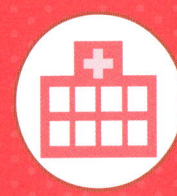

Chapter 2　看護師の専門常識その2　病院

看護師の1日

- 各診療科・分野による、1日の仕事の違いを把握する
- 毎日の業務においても学び続ける意欲と向上心が大切

働く診療科や分野によって1日の流れは異なる

　看護師の仕事は、勤務する診療科や分野によって大きく異なります。たとえば、外来勤務と病棟勤務では働く時間に大きな違いがありますし、看護する患者にも違いがあります。また、診療科によっては、患者の精神面のサポートに重点を置く場合もあり、手術部勤務であれば、医師との打ち合わせや患者への訪問などに1日の多くを費やすことになります。

　どの診療科・分野に所属しても、看護師のもっとも大切な業務は、患者一人ひとりに合った適切な看護をおこなうことですが、1日の流れや業務内容には違いがあることを知っておきましょう。

毎日の仕事の中でスキルアップ

　看護師は、自分の持っている知識や技術を活用して日々看護の業務にあたりますが、毎日同じ内容の業務を繰り返すだけにとどまりません。患者の症状は毎日同じとは限りませんし、新たな患者もやって来ます。医療は常に進歩し、新しい治療法や薬剤が生まれています。変化し続ける状況に対応するためには、看護師自身をスキルアップを続ける必要があります。

　毎日看護に関わるということは、毎日看護師としての学習を続けていることと同じです。現状において最適な看護を患者に提供するためにも、日々の仕事の中から学びを得ることが大切です。

病棟看護師の1日

● 勤務体制は交代制

　病棟勤務のもっとも大きな特徴は、24時間体制で看護をおこなうことです。通常、2交代制または3交代制で、夜勤を含む看護を担当します。2交代制では日勤と夜勤、3交代制は日勤・準夜勤・深夜勤と、時間帯によって勤務を区切り、交代で看護にあたります。

● チームで連携

　病棟ではチームで看護をおこなうため、看護師同士の連携や情報の共有が欠かせません。特に、患者の症状やその家族の状況などを判断した看護アセスメントの記録は、チーム全体で把握します。
　看護アセスメントには、血圧・体温・脈拍や検査のデータなどの看護師が客観的に把握できる「客観的情報」と、患者からの訴えを収集した「主観的情報」の2つで構成されています。

● 病棟看護師の1日（2交代制の日勤帯）

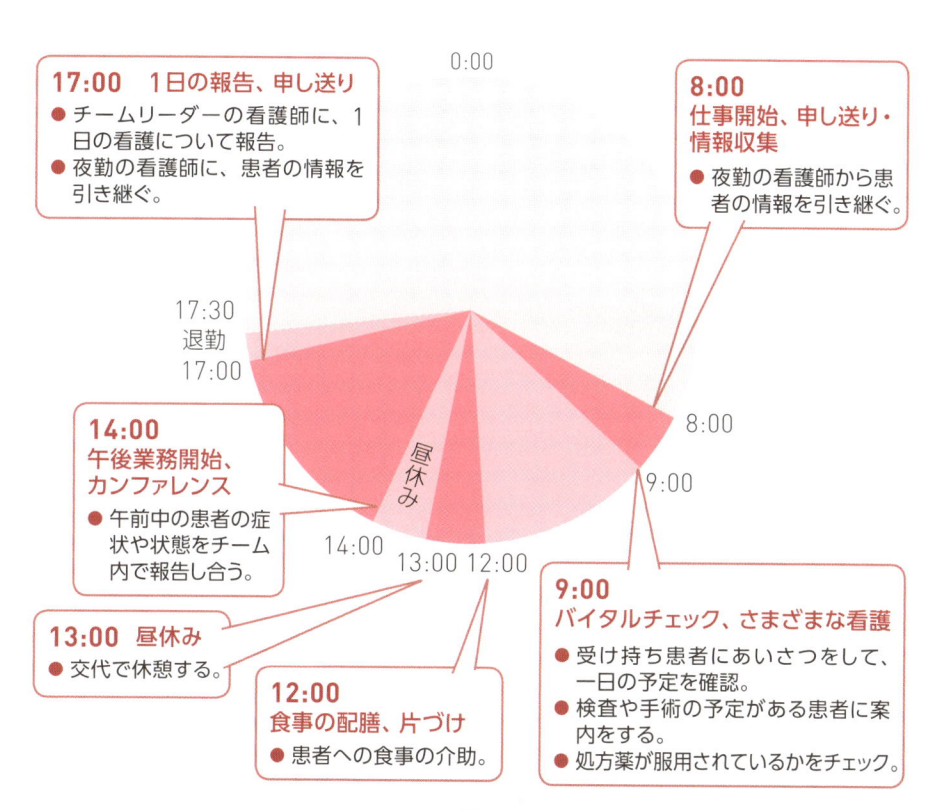

17:00　1日の報告、申し送り
- チームリーダーの看護師に、1日の看護について報告。
- 夜勤の看護師に、患者の情報を引き継ぐ。

17:30 退勤

14:00 午後業務開始、カンファレンス
- 午前中の患者の症状や状態をチーム内で報告し合う。

13:00 昼休み
- 交代で休憩する。

12:00 食事の配膳、片づけ
- 患者への食事の介助。

8:00 仕事開始、申し送り・情報収集
- 夜勤の看護師から患者の情報を引き継ぐ。

9:00 バイタルチェック、さまざまな看護
- 受け持ち患者にあいさつをして、一日の予定を確認。
- 検査や手術の予定がある患者に案内をする。
- 処方薬が服用されているかをチェック。

外来看護師の1日

● 素早い判断と決断による看護

外来には、疾患の詳細が不明な患者や、症状のレベルが把握できない患者が多く訪れます。患者それぞれの状態を素早く判断し、診察の補助や処置、患者とその家族への対処を的確におこなわなければなりません。

● 診療開始前にしっかりと準備を

予約診療をおこなっている外来専門の医療機関では、診療開始前に1日の予約状況を確認することが大切です。また、曜日や日にちによって医師が変わることもあるので、その日の診療体制についても確認します。

● 外来看護師の1日の流れ

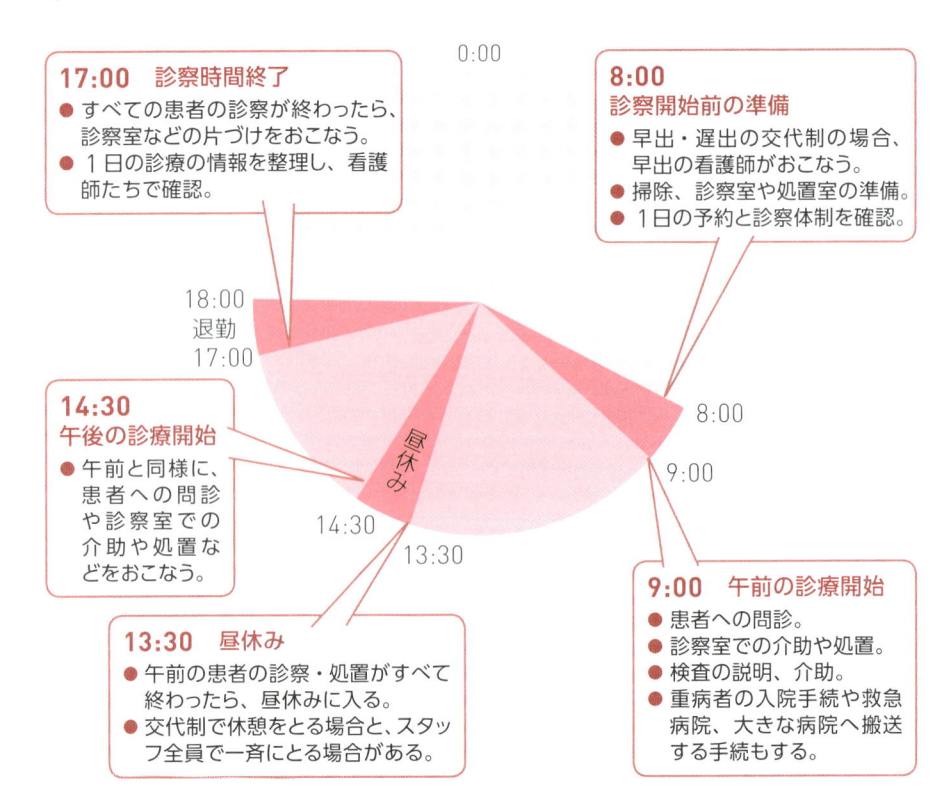

17:00　診察時間終了
- すべての患者の診察が終わったら、診察室などの片づけをおこなう。
- 1日の診療の情報を整理し、看護師たちで確認。

8:00　診察開始前の準備
- 早出・遅出の交代制の場合、早出の看護師がおこなう。
- 掃除、診察室や処置室の準備。
- 1日の予約と診察体制を確認。

14:30　午後の診療開始
- 午前と同様に、患者への問診や診察室での介助や処置などをおこなう。

13:30　昼休み
- 午前の患者の診察・処置がすべて終わったら、昼休みに入る。
- 交代制で休憩をとる場合と、スタッフ全員で一斉にとる場合がある。

9:00　午前の診療開始
- 患者への問診。
- 診察室での介助や処置。
- 検査の説明、介助。
- 重病者の入院手続や救急病院、大きな病院へ搬送する手続もする。

18:00 退勤

手術部における看護師の1日

● 医師の補助をする「器械出し」

　手術部勤務の看護師には、大きく分けて2つの役割があります。そのうちのひとつが「器械出し」です。器械出しは、手術に使用する器具を医師に渡していくのが主な役目になります。どんなタイミングでどの器具を手渡すのかなどについて、事前に医師と打ち合わせておく必要があります。

●「外回り」は手術全般に関わる

　もうひとつの役割は「外回り」です。外回りの看護師は、手術をスムーズに進めるために、手術全体に大きく関わります。術前に患者と話す「術前訪問」をおこなって患者の体調を確認し、手術に対する不安を取り除きます。手術中には、麻酔の導入から覚醒時に至るまで、患者の状態を確認します。手術後にも、患者の状態をチェックする「術後訪問」をおこないます。

● 外回り看護師の1日の流れ

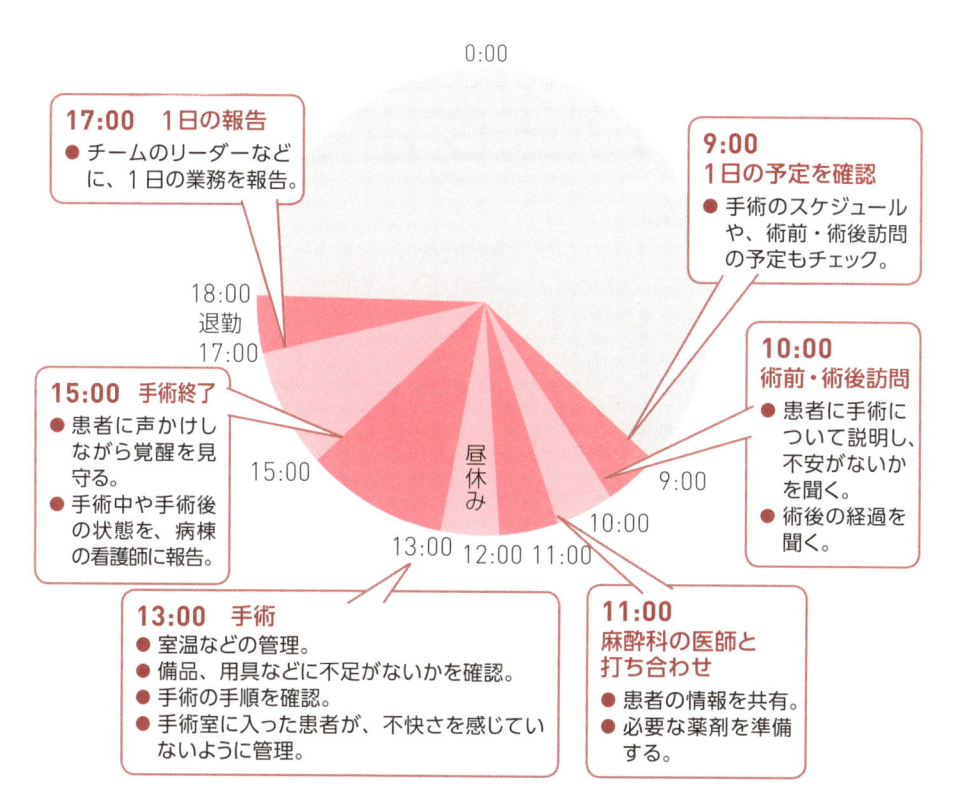

9:00　1日の予定を確認
- 手術のスケジュールや、術前・術後訪問の予定もチェック。

10:00　術前・術後訪問
- 患者に手術について説明し、不安がないかを聞く。
- 術後の経過を聞く。

11:00　麻酔科の医師と打ち合わせ
- 患者の情報を共有。
- 必要な薬剤を準備する。

13:00　手術
- 室温などの管理。
- 備品、用具などに不足がないかを確認。
- 手術の手順を確認。
- 手術室に入った患者が、不快さを感じていないように管理。

15:00　手術終了
- 患者に声かけしながら覚醒を見守る。
- 手術中や手術後の状態を、病棟の看護師に報告。

17:00　1日の報告
- チームのリーダーなどに、1日の業務を報告。

18:00　退勤

12:00　昼休み

小児病棟における看護師の1日

● 親と離れた子どものケア

　入院している小児の看護をおこないます。母子分離の病棟では、面会時間の後で、子どもは親と離されます。親が側にいない子どもの気持ちをくみとりながら、表情・泣き方に注意する必要があります。

● 看護師の1日の流れ

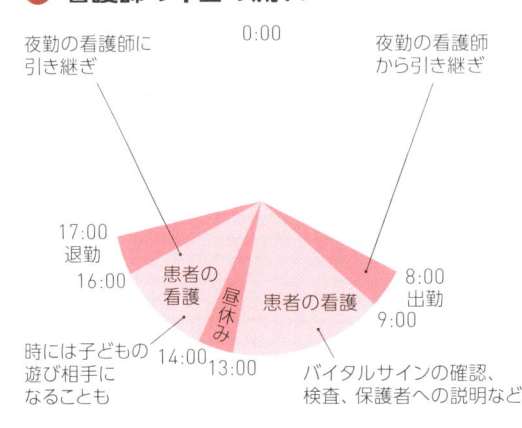

- 夜勤の看護師に引き継ぎ
- 夜勤の看護師から引き継ぎ
- 0:00
- 17:00 退勤
- 16:00 患者の看護
- 時には子どもの遊び相手になることも
- 14:00
- 13:00 昼休み
- 患者の看護
- バイタルサインの確認、検査、保護者への説明など
- 8:00 出勤
- 9:00

子どもの気持ちに寄り添う
子どもでも理解できるように、治療の内容を説明する。遊び相手になりながら、痛みなどの症状を緩和するように心がける。

保護者のサポート
保護者に患者の状態をしっかりと説明する。ともに患者を見守る立場として、保護者に精神的なサポートをおこなう。

緩和ケア病棟における看護師の1日

● 患者の心に寄り添う

　緩和ケアでは、患者の病気による苦痛などを取り除くことが看護師業務の中心になります。可能な限り患者がその人らしい生活が送れるようにサポートしましょう。

● 看護師の1日の流れ

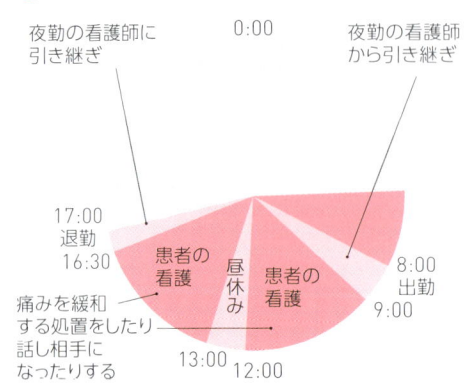

- 夜勤の看護師に引き継ぎ
- 夜勤の看護師から引き継ぎ
- 0:00
- 17:00 退勤
- 16:30 患者の看護
- 痛みを緩和する処置をしたり話し相手になったりする
- 13:00
- 12:00 昼休み
- 患者の看護
- 8:00 出勤
- 9:00

患者とともに不安を乗り越える
患者は、表面上は元気に見えても、疾患に対する不安や恐怖を感じているもの。看護師は患者の不安を聞くことで、一緒に乗り越えていく。

顔色や様子を確認
重い疾患を抱えた緩和ケアの患者の体調は、バイタルサインなどの数値データだけで判断せず、顔色や声の出し方などでも確認する。

精神科病院における看護師の1日

● さりげないケアを心がける

　精神的な疾患を抱えた患者の中には、命の危機や重篤な状態を抱えている人もいます。患者にプレッシャーを与えないためにも、看護師は必要以上のことはせず、患者の自立を妨げない気づかいが必要です。

● 看護師の1日の流れ（外来）

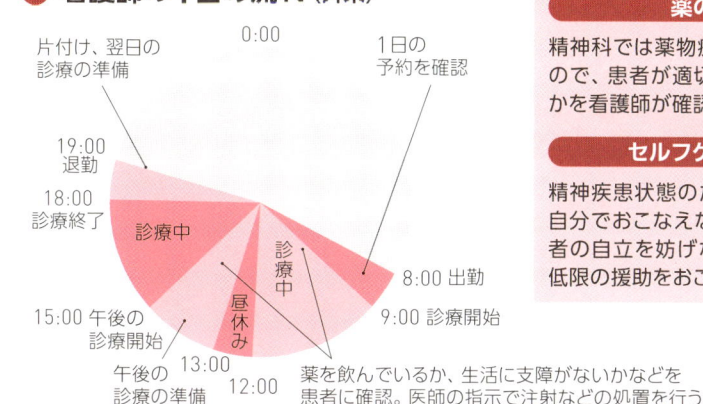

0:00
1日の予約を確認
8:00 出勤
9:00 診療開始
薬を飲んでいるか、生活に支障がないかなどを患者に確認。医師の指示で注射などの処置を行う
12:00
13:00 午後の診療の準備
15:00 午後の診療開始
昼休み
診療中
18:00 診療終了
19:00 退勤
片付け、翌日の診療の準備

薬の管理
精神科では薬物療法がメインになるので、患者が適切に薬を飲んでいるかを看護師が確認する。

セルフケアの援助
精神疾患状態のために、入浴などを自分でおこなえない患者もいる。患者の自立を妨げないように、必要最低限の援助をおこなう。

訪問看護師の1日

● 在宅医療の利点を活かし、柔軟に対応

　在宅で治療を受ける利用者のもとを訪れて、医師の指示書に基づいて医療を提供します。医師のいない状態で利用者の状況を把握して、自らの判断で処置や生活指導をしなければなりません。

● 訪問看護師の1日の流れ

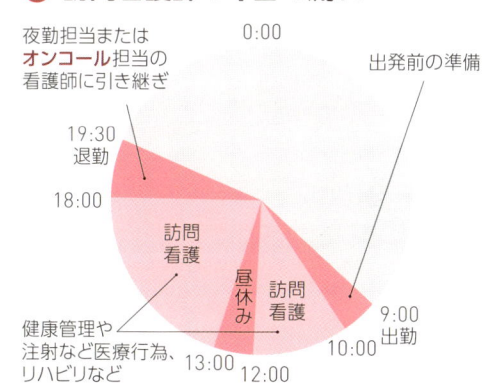

0:00
出発前の準備
9:00 出勤
10:00
訪問看護
昼休み
12:00
13:00 健康管理や注射など医療行為、リハビリなど
訪問看護
18:00
19:30 退勤
夜勤担当またはオンコール担当の看護師に引き継ぎ

訪問は1日に3〜4件
1日のスケジュールや、前回訪問時の状態の確認。訪問に用いる自動車や物品の点検。

不安なことは担当医に報告
利用者の健康に不安がある場合は、利用者の担当医に報告をする。

[オンコール]
急患時に対応するために、すぐに出勤できるように待機する看護師の勤務形態のひとつ。

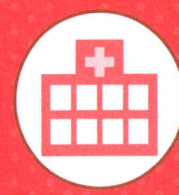

Chapter 2 看護師の専門常識その2　病院

一緒に働く仲間

- 患者のために、医療従事者と連携してチーム医療を実現させる
- 医療機関で一緒に働く職種を理解する

医療従事者の協力・連携

　看護師が病院などの医療機関で働くにあたり、多くの医療関係者との協力は不可欠になります。知識や技術が異なる職種の人々が連携することによって、互いに不足している部分を補い合いながら、患者に最適な医療を提供します。

チーム医療の実現

　これまでは医師が治療の方針を決めて、看護師を含む医療従事者に指示・実行させる医師が中心の医療がおこなわれていました。しかし、**現在では医療の中心は患者ととらえ、医療従事者が協力しながら、患者の症状やライフスタイルに合った医療を提供する「チーム医療」が主流になっています。**看護師もチーム医療の一員として、ほかの医療従事者とつながりを持ちながら看護にあたります。

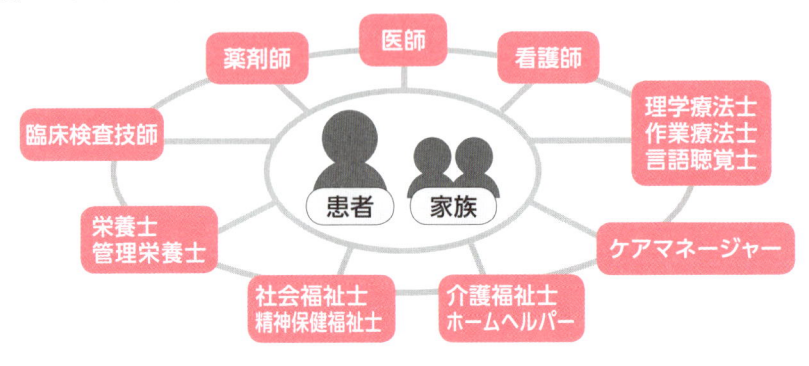

　　　　　　　　薬剤師　　医師　　看護師
　　臨床検査技師　　　　　　　　　　　理学療法士
　　　　　　　　　　　　　　　　　　　作業療法士
　　　　　　　　　　　　　　　　　　　言語聴覚士
　　　栄養士　　　　患者　　家族
　　　管理栄養士　　　　　　　　　　　ケアマネージャー
　　　　　　　　社会福祉士　　介護福祉士
　　　　　　　　精神保健福祉士　ホームヘルパー

— 72 —

一緒に働く医療職

医師
診察や治療、検査、投薬などをおこなう。看護師は、医師の指示を受けて診察の補助をおこない、患者へ治療に関するアドバイスをする。よりよい医療を追求するために、看護師は医師と意見交換する。

薬剤師
薬の作用と副作用についての専門家として調剤・供給をしたり、患者に服薬指導をする。患者の薬物治療の進め方や、正しい服薬方法について、看護師は薬剤師と連絡を取り合うこともある。

栄養士・管理栄養士
栄養指導や食事の提供をする専門家。栄養士は健康な人だけが対象、管理栄養士は傷病者も対象で、個人それぞれの健康状態を把握する。

リハビリの専門家
理学療法士（運動機能）、作業療法士（日常動作）、言語聴覚士（言葉）など、それぞれのリハビリに特化した専門家が患者の機能回復を指導する。

臨床検査技師
医師の指示で、体の構造や機能に関する検査をおこなう専門家。看護師が検査の補助をおこなったり、採血した血液を臨床検査技師に持って行く。

救急救命士
医師の指示の下、救急自動車内で傷病者に救急救命処置をおこなう。救急患者が病院に来た際、看護師は救急救命士から患者の情報を引き継ぐ。

一緒に働く福祉職

社会福祉士・精神保健福祉士
高齢者や障がいのある人に、福祉に関するアドバイスや指導、援助をおこなう。精神保健福祉士は、主に精神的な障がいのある人の補助をする。

ケアマネージャー（介護支援専門員）
高齢者のよりよい介護の実現のために、介護保険で利用できるサービスを計画する。訪問看護師（→P.38～39）の派遣を訪問看護ステーションに依頼する。

介護福祉士・ホームヘルパー
高齢者に対して在宅や施設で介護をおこなう。介護をする家族にアドバイスをすることもある。訪問看護師と連携して介護にあたることが多い。

臨床心理士
心理学の知識や技法によってカウンセリングをおこなうことで、患者の不安やつらい気持ちに寄り添い、今後の生活についてともに考える心理の専門家。

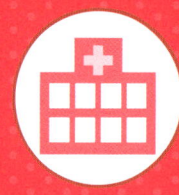

Chapter 2　看護師の専門常識その2　病院

求められる素養

- 自分に足りない素養を把握し、身につける努力をする
- 体力増進と体調管理を心がけ、精神力を鍛える

自分に足りない素養を見極めよう

　「病気の人を助けたい」「人の役に立つ医療をしたい」といった意欲を持って、看護師を目指す人は多くいます。その志はすばらしいのですが、希望する医療を実践するには、いくつもの能力や素質などの素養が必要になります。

　看護師に必要な素養を、今は身につけていなくても問題はありません。看護師になるための勉強を始め、実際に看護師として働いていくうちに、自然と身につくものも多いからです。**必要な素養のうち、今の自分は何を持っていて、何が足りないのかを把握できれば、看護師としての成長は間違いありません。**

基礎になるのは体調管理と体力

　夜勤や重労働が多い看護師には、体力が不可欠です。体を丈夫にすることだけでなく、1日の勤務での力の配分や、休息の取り方にも気をつける必要があります。

　病気の患者を看護するには、看護師自身が健康でなくてはいけません。常に体調に気をつけ、睡眠不足や運動不足に陥らないよう、自分自身の健康管理にも努めることが大切です。感染症の予防のためにも、自宅でも衛生的な環境をつくるように心がけましょう。

精神的な素養が重要になる

ほかにも次のような素養が、看護師には必要です。

● **知識・技術**
看護は、科学的・医学的な知識や技術を基礎にしておこなわれる。

● **判断力**
最善の看護をするには、患者の症状に合わせて「患者に何をすべきか」を考えて判断をしなければならず、どんな場面でも冷静に判断できる能力が必要。

● **コミュニケーション能力**
医療においては、患者との意思疎通が大切。また、医師やほかの看護師との連携が、よい医療を支えることにつながる。

● **精神力**
人の命に関わる職業であるため、どんな状況にあっても、患者を第一に考えて行動できる強い精神力が必要。

● **整理整頓能力**
ミスや感染症の広がりを防ぐためにも、医療現場では周辺を整頓された状態に保つ必要がある。情報も整理して管理する能力が求められる。

● **行動力**
看護師は医師の指示を待つだけでなく、患者に必要なことを自分で考え、行動する必要がある。また、看護師の仕事は多忙なため、少しの時間も惜しまずにたくさんの仕事をこなせる行動力が必要。

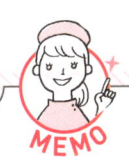

MEMO 支援者であることを忘れずに！

看護師にスポットライトを当てたテレビドラマがありますが、医療現場で看護師が「主役」になることはありません。患者に対する診察や治療は医師がおこない、看護師はあくまで患者や医師をサポートする「支援者」であることを忘れないでおきましょう。そんな心がけも、看護師に必要な素養といえます。

病院 理解度チェック問題

問1 次の文章で、正しいものに○、間違っているものに×をつけなさい。

❶ 医療機関の中でも、20人以上の病床のあるものが「病院」と呼ばれる。

❷ 看護師の仕事の内容は、診療科によって差はあまりない。

❸ 訪問看護師は、基本的に1人で利用者のもとに訪問する。

❹ ケアマネージャーは、高齢者の介護をおこなう職業である。

❺ 診療所は、全国の医療機関の50％ほどを占めている。

❻ 小児科は、0歳から15歳までの患者を診る診療科である。

❼ 診療所には、医師は2人以上勤務していなくてはならない。

❽ 診療所は地域に密着した存在であるため、「かかりつけ医」として機能している。

❾ 病棟で働く看護師には、夜勤はない。

❿ 病院は、病床の種類によって分類することができる。

⓫ 手術室で、医師に機材などを渡す担当の看護師を「外回り」と呼ぶ。

⓬ 緩和ケアは、患者の疾患の治療ではなく、痛みなどを取り除くことに重点をおいた医療のことである。

答え

問1 ❶○ ❷× ❸○ ❹× ❺× ❻○ ❼× ❽○ ❾× ❿○ ⓫× ⓬○

問2 次の説明はどの診療科についての説明か。下の診療科の中から選びなさい。

❶ 女性の子宮や卵巣などの疾患について担当していて、女性の看護師が多く働いている診療科。

❷ 傷あとや火傷などの皮膚の異常について、外科処置をおこなう診療科。

❸ 皮膚の疾患を扱う診療科。

❹ 精神に大きな疾患を抱えた患者に対し、医師によるカウンセリングと、投薬治療を中心におこなう。

❺ X線などの放射線を用いて、診断と治療をおこなう。

| 放射線科 | 整形外科 | 循環器内科・外科 | 形成外科 |
| 皮膚科 | 婦人科 | 精神科 |

問3 次の文章は看護師の1日についてのものである。正しいものに○、間違っているものに×をつけなさい。

❶ 病棟勤務の看護師は通常、2交代制か3交代制で勤務する。

❷ 外来には、病気の症状が不明な患者がやって来ることが多い。

❸ 手術室勤務の外回りの看護師は、手術の間、患者を見守ることだけを業務としている。

❹ 小児病棟の患者は、保護者と一緒に入院生活を送っている。

答え

問2 ❶婦人科 ❷形成外科 ❸皮膚科 ❹精神科 ❺放射線科
問3 ❶○ ❷○ ❸× ❹×

問4 次の問題に答えなさい。

❶ 患者を中心として、医療従事者が協力し合って医療をおこなうことを何と呼ぶか答えなさい。

❷ 薬の作用と副作用についての専門家で、服薬指導をおこなう医療職の名称を答えなさい。

❸ 受診すべき診療科がわからない患者の窓口となっている診療科はどこか、答えなさい。

問5 次の文章が示す病院の名称を、下の一覧から選びなさい。

❶ 救急時において、複数の診療科にまたがる重篤な傷病を抱えた患者に、高度な医療をおこなう病院。

❷ 救急隊が救急搬送する傷病者を受け入れ、診療・治療する病院。

❸ 全体の病床のうち、感染症病床が100％の病院。

❹ 精神疾患の患者を入院させるための精神病床が80％以上を占める病院。

❺ 地域の病院や診療所での診療・治療をバックアップできる高度な機能を持つ病院。

| 救急指定病院 | 救命救急センター | 感染症病院 |
| 地域医療支援病院 | 精神科病院 |

答え

問4 ❶ チーム医療 ❷ 薬剤師 ❸ 総合診療科
問5 ❶ 救命救急センター ❷ 救急指定病院 ❸ 感染症病院 ❹ 精神科病院 ❺ 地域医療支援病院

問6 次の文章で、{　　}内で正しいほうを選びなさい。

❶ 整形外科では、患者の体を支えるなどの {判断力・力仕事} が必要なので、男性看護師が働くケースが多い。

❷ 病床数が19床以下の医療機関を {病院・診療所} と呼ぶ。

❸ 運動機能のリハビリをおこなう専門家は、{理学療法士・作業療法士} である。

❹ 手術室勤務の外回りの看護師は患者に対し、手術前に {術前訪問・看護アセスメント} をおこなう。

❺ 精神科では {入院治療・薬物療法} が中心となる。

❻ 病棟では、24時間体制で入院患者を看護する必要があるので、看護師が交代で {夜勤・訪問看護} をおこなう。

❼ 福祉にまつわるアドバイスや指導を、高齢者や障がい者に対しておこなうのが {社会福祉士・ケアマネージャー} である。

❽ 介護福祉士は、高齢者に対して在宅での {介護・治療} をおこなう。

❾ 眼科では手術をおこなうことがあるが、外科手術と比べて {長め・短め} の時間で終わることが多い。

❿ 結核の患者を入院させる結核病床が80％以上を占める病院を {療養型病床群・結核療養所} と呼ぶ。

⓫ 災害拠点病院は、災害時に災害医療を担当する医療機関を {連携させる・支援する} 病院のことである。

答え

問6 ❶力仕事 ❷診療所 ❸理学療法士 ❹術前訪問 ❺薬物療法 ❻夜勤 ❼社会福祉士 ❽介護 ❾短め ❿結核療養所 ⓫支援する

Column 3

看護師インタビュー③

臨地実習は看護師への第一歩!

Q. 看護学生時代の、臨地実習でのエピソードを教えてください。

Gさん
担当した患者さんが気難しいタイプの人で、話しかけても何も答えてくれませんでした。足浴や清拭をおこなわせてもらおうとしても、拒否されてしまって……。「嫌われてるのかな?」と思いつつ、実習の最終日にその患者さんにごあいさつに行ったら、「寂しいな」とポツリ。実は照れ屋な患者さんだったんだと、そのときにやっと気づきました。

Hさん
実習の最中は、とにかく記録漬けになります。担当の患者さんについて事細かに記録したつもりでも、教官の看護師さんから「これってどういう意味?」「どうしてこんなことを書いているの?」とダメ出しされっぱなしで、落ち込みました。でもそれって、患者さんに必要なことをしっかりと見守る訓練だったんだと、今は感じています。

Iさん
実習がつらくてくじけそうになっていた頃、小児病棟での実習がはじまりました。入院しているのは重い病気を抱えている子ばかりなのに、みんな明るくてパワフル。だけど夜になると、泣き出す子もいるんです。こんな小さな子どもたちだって、病気にくじけそうになりながらも、明るく振る舞っているんだと気づいて、私も実習をがんばろうと思えました。

Chapter 3

看護師の専門常識・基礎知識

看護師の専門常識その3 道具・器具等

人の命を守るため、看護師や医者が使う医療器具・機材は進化し続けています。そのため、病院で扱うあらゆる道具と器具について看護師は把握しておく必要があります。

> 看護師の器具や機材には工夫と改良が進められています。救急車両内の中などのにある機材についてもチェックしましょう。

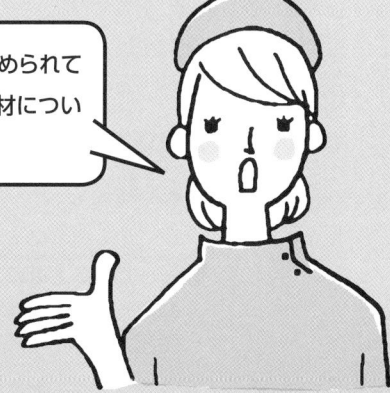

Chapter3 看護師の専門常識その3　道具・器具等

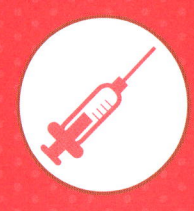

看護師の衣類

- ナースキャップの廃止、パステルカラー服の登場など多様化している
- 手術時の着装物の役割について理解する

ナース服
かつてはワンピースが主流だったが、現在は動きやすさが重視され、パンツスタイルも多い。

袖
袖口が患者などに触れないように半袖になっている。

カラー
「白衣」とも呼ばれているように、白色のものが多いが、近年はピンクや水色などのパステルカラーのものが増えている。

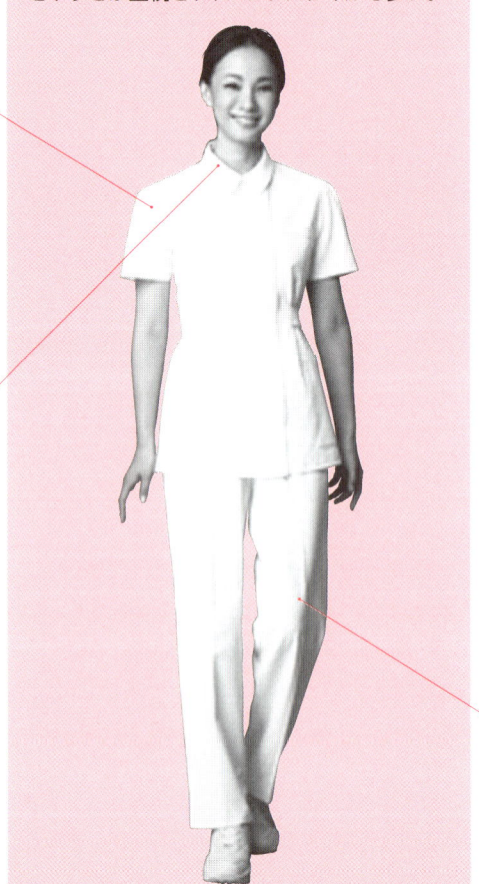

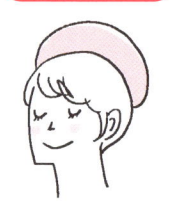

ナースキャップ
女性看護師が勤務時に着用していたが、近年は使用しない病院が増えている。

機能性重視
動きの多い勤務に耐えられるよう、ストレッチ素材や吸汗素材を用いている。

手術衣
付着菌の侵入を防ぐため、手術室に入るときは下着以外の着衣を脱ぎ、滅菌された手術衣を着用する。

帽子
毛髪や頭皮の落下を防ぐため、髪の毛をすべて覆うようにかぶる必要がある。

マスク
唾液や呼吸による手術部位の汚染防止、血液や体液による疾病の感染予防が目的。鼻と口を完全に覆って着用する。

手袋
皮膚常在菌による手術部位の汚染や、患者への細菌感染の防止・予防のため着用。

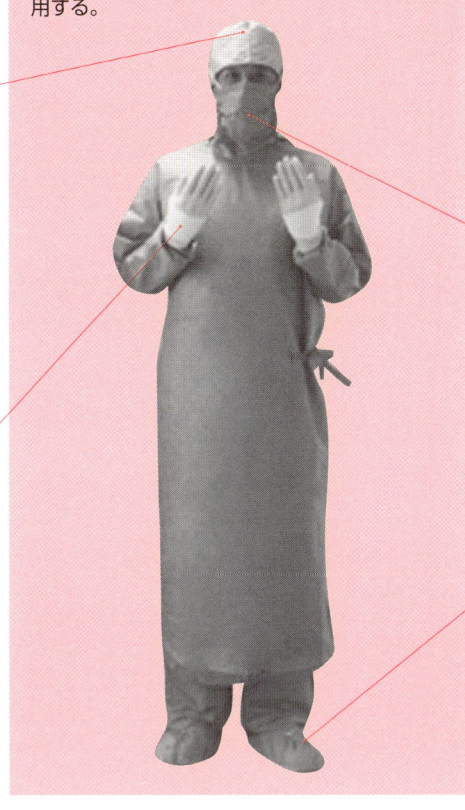

履き物
靴に付いた塵埃を持ち込まないように専用のスリッパに履き替える。靴を丸ごと覆うシューカバーを着用することもある。

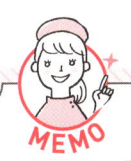

3 看護師の専門常識その3 道具・器具等

MEMO ナース服の色で緊張をやわらげる

　看護師を「白衣の天使」と呼ぶことがありますが、これは看護師が白いナース服を着用することが多かったためです。しかし、現在では、白いナース服を採用する医療機関は減りつつあり、ピンクや水色などのパステルカラーのものが増えています。その理由のひとつに、色彩心理学における考え方があります。白色は光を反射する効果があり、極度の明るさを放つので、患者に圧迫感や緊張感を与えてしまう傾向があります。白衣やカーテンなどの医療機関内の白い色に反応して、血圧が上昇する「白衣高血圧」という症状も確認されています。反対にパステルカラーは、見る人の気持ちを穏やかにし、緊張をやわらげる効果があると言われています。

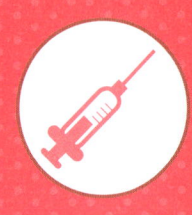

Chapter3 看護師の専門常識その3　道具・器具等

看護師の道具

- 看護師が用いる道具を、業務の場面ごとに把握する
- 感染予防に取り組み、衛生的に用いる

バイタルサインを測定する道具

　バイタルサインとは、生命に関わる5つの要素（血圧・意識レベル・体温・脈拍・呼吸）のことです。専用の道具でバイタルサインの測定をおこない、患者の体内状況に問題がないかを確認します。

血圧を測定

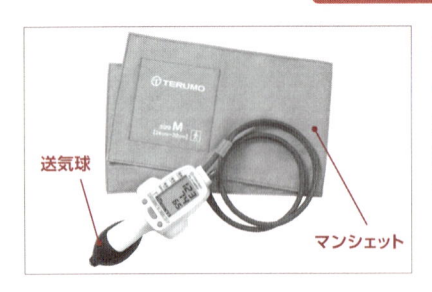

血圧計

腕にベルト状のマンシェットを巻き、送気球で空気を入れることで圧をかけて測定する。

送気球
マンシェット

意識レベルを測定

瞳孔計定規（どうこうけいじょうぎ）

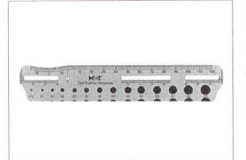

瞳孔（どうこう）の大きさを測り、患者の意識レベルを確認する。

ペンライト

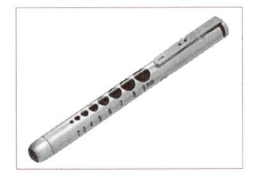

患者の瞳孔や口の中などを照らし、状態を確認するときに使用する。

- 84 -

体温を測定

体温計

電子回路を組み込み、液晶ディスプレイの表示がついているデジタル式の体温計が主に用いられる。

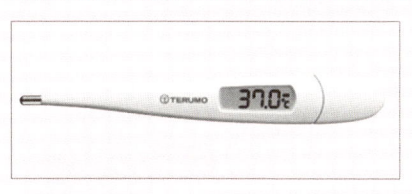

[電子体温計]
腋窩温(えきかおん)(腋の体温)、口腔温(こうくうおん)(口の中の体温)、直腸温(直腸の体温)を測定するのに用いる。

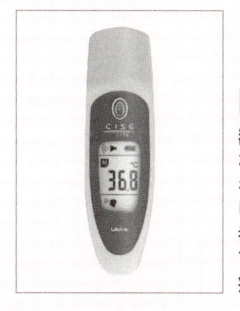

[非接触体温計]
額などから放射される赤外線エネルギーを体温に換算して計測。直接患者に触れずに計測できるため、感染症予防になる。

脈拍・呼吸を測定

秒針付き時計

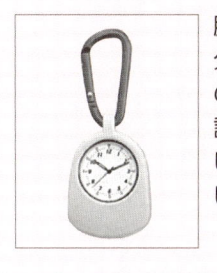

脈拍測定の時間(1分間)を測定するのに用いる。腕時計は患者に触れてしまうので、使用しない。

パルスオキシメーター

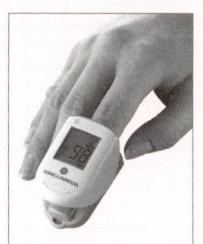

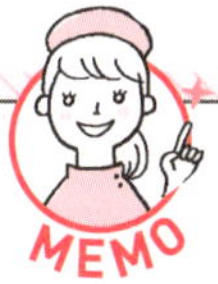

指先や耳につけて、脈拍と経皮動脈の酸素飽和度(赤血球中の酸素と結合しているヘモグロビンの割合)を計測する。

聴診器

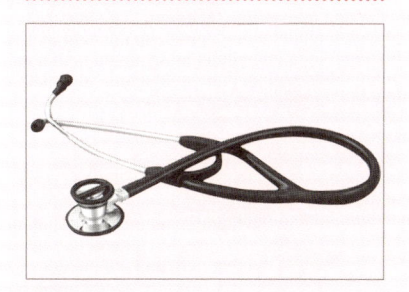

患者の心音など、体内の音を聞く。

MEMO バイタルサイン測定時の感染予防

医療機関では感染予防の観点から、バイタルサインの測定の際には、測定機器や器具の消毒を必ずおこないます。特に体温計や血圧計のマンシェットなど、患者に直接触れる部分は、測定前と測定後にアルコール綿(→P.86)などで消毒し、感染を防いでいます。

看護師の専門常識その3 道具・器具等

注射をするときの道具

　注射は予防接種のほか、薬剤を飲めない、薬を速く効かせたいときに、体内に薬液を投与する方法のひとつです。医師の指示の下でおこなう、頻繁な医療行為なので、看護学校でも練習をします。

注射針

薬液を投与する部位によって、サイズが異なる。

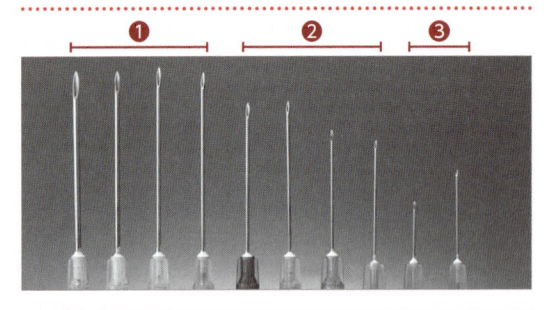

注射針の種類	サイズ (外径)
❶皮内用 （皮膚の下の真皮内に刺入）	0.40〜0.45mm
❷皮下用 （真皮の下の皮下組織に刺入）	0.40〜0.70mm
❸筋肉内用 （筋肉に刺入）	0.55〜0.70mm

シリンジ

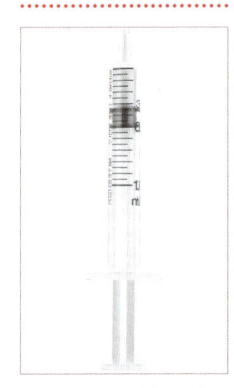

先端に注射針を付けて用いる。薬液を入れる注射筒に、薬液を押し出すピストンが付いている。

アルコール綿

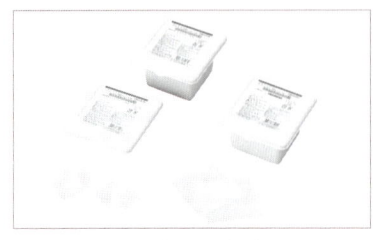

皮膚の消毒や薬液を準備するときに用いる。

止血テープ

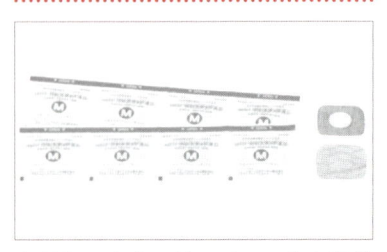

注射後の止血に使用する。中央部分のパッドが血液を吸収する。

採血をするときの道具

　採血は、血液検査のために血液を採取することです。疾患を抱えた患者だけでなく、健康診断の血液検査でもおこないます。また、献血も採血のひとつです。

採血針
採血のために患者に刺入する。

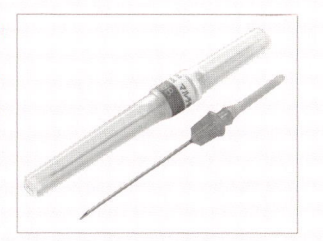

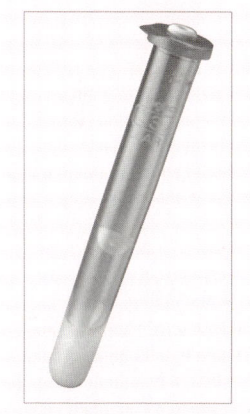

採血管
採血時に血液をためるもの。

採血ホルダー
シリンジの注射筒に似た形状で、採血針と採血管を接続させるために用いる。

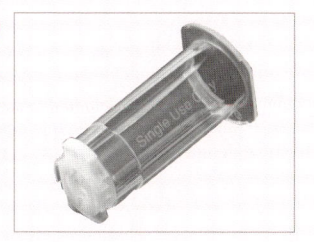

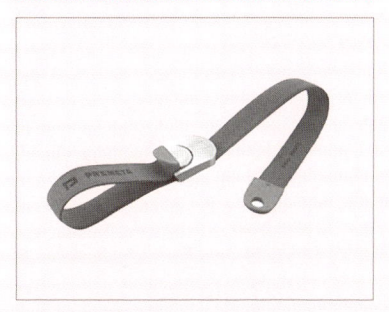

駆血帯（くけつたい）
血管を浮き上がらせて針を刺しやすくするために、患者の腕に巻く。

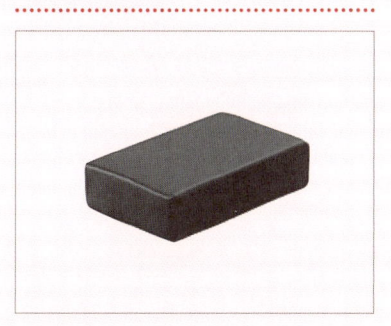

肘枕（ひじまくら）
採血部分を水平にするために、肘の下に置いて用いる。

看護師の専門常識その3　道具・器具等

点滴をするときの道具

点滴は、正式には「点滴静脈内注射」といい、持続的に薬液を静脈へ投与する方法のことです。脱水症状が見られる患者には水分を、食事がとれない患者には栄養分を点滴で与えることがあります。

点滴に用いる針

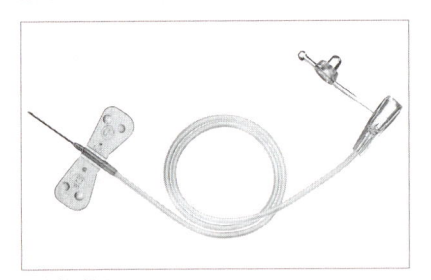

[翼状針]
針の両脇についている翼を持って刺入する。比較的刺入がしやすく、1回だけの点滴の場合には多く用いられる。翼でテープによる固定がしやすい。

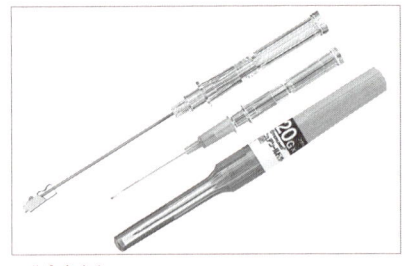

[留置針]
細いチューブ状の外筒の中に針（内筒）が入っている。外筒と内筒を同時に刺入する。何度も点滴をおこなう場合、血管の中に残しておくことができる。

輸液セット

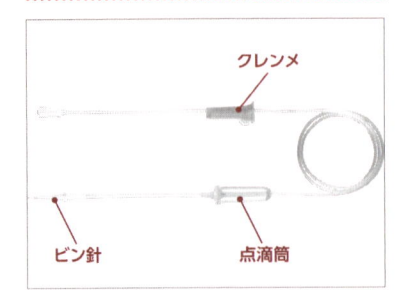

クレンメ
ビン針
点滴筒

点滴の輸液ボトルに刺し込む「ビン針」や、輸液を一時的にため込む「点滴筒」、輸液量の調整をする「クレンメ」などがセットになったもの。

延長チューブ

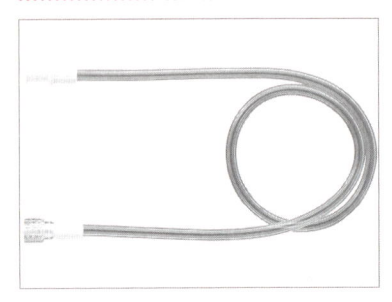

輸液セットから患者に刺入した針までをつなぐ部分のチューブ。

けがなどの処置に用いる道具

　けがや手術後の手当てでは、衛生管理が重要です。傷口に直接触れる処理では、滅菌（ウイルスや細菌を死滅させた状態）した器具を用いておこないます。

消毒に用いる

綿球（めんきゅう）

消毒に使いやすいように、脱脂綿を球状に加工したもの。あらかじめ消毒液をしみ込ませたものもある。

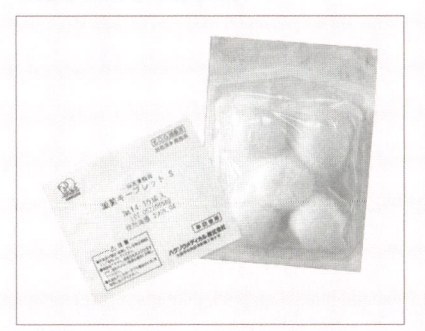

鑷子（せっし）

指で直接触れないものをつまむ器具。綿球をつまむのにも用いる。

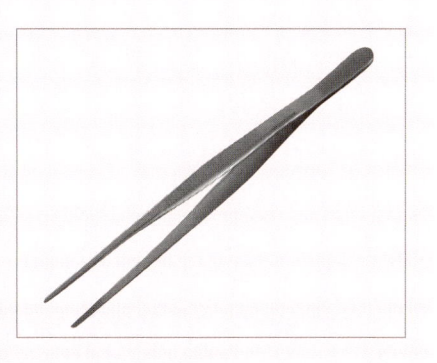

傷の保護に用いる

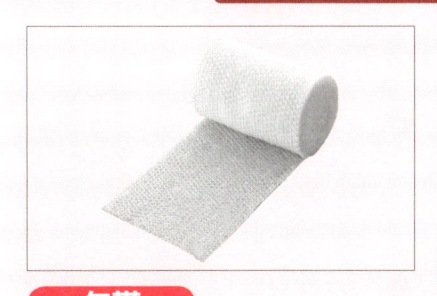

包帯

傷口の保護や患部の固定のために巻いて用いる、ガーゼ生地の細長い布。

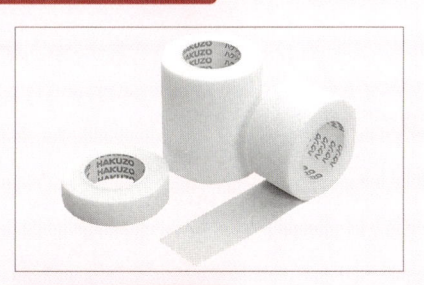

外科用テープ

包帯やガーゼを固定するときに用いる。

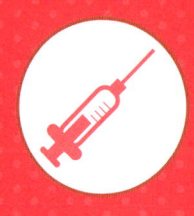

Chapter3　看護師の専門常識その3　道具・器具等

医療機器

- 医療機器は人体へのリスクによって、4つに分類される
- 実習時の予備知識として、4区分の代表的な医療機器を把握する

医薬品医療機器等法で定義

　看護師は業務上、多くの医療機器を用います。**医療機器は、「人若しくは動物の疾病の診断、治療若しくは予防に使用されること、又は人若しくは動物の身体の構造若しくは機能に影響を及ぼすことが目的とされている機械器具等（再生医療等製品を除く。）」**と、「医薬品、医療機器等の品質、有効性及び安全性の確保等に関する法律（医薬品医療機器等法）」で定められています。

人体へのリスクによって分類

　医薬品医療機器等法では、「生体への接触部位」「生体との接触時間」「不具合が生じた場合の危険性の大きさ」という3つの判断基準により、**医療機器をクラスⅠからクラスⅣに分類しています。**

- **クラスⅠ**
  副作用や機能の障がいが生じても、命や健康に影響を与える恐れのないもの。

- **クラスⅡ**
  不具合の発生時に命や健康に影響を与える恐れがあるため、管理が必要なもの。

- **クラスⅢ**
  不具合の発生時に人の生命に重大な影響を与える恐れがあるため、適切な管理が求められるもの。

- **クラスⅣ**
  患者への影響が強く、不具合の発生時に人の生命の危機に直結する恐れがあるもの。

代表的なクラスIの医療機器

メス
手術などに用いる刃物。主に使い捨ての物が使われている。

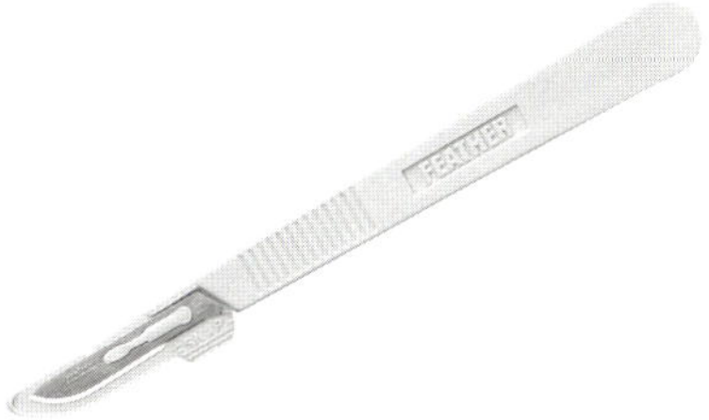

X線(レントゲン)フィルム
X線撮影(レントゲン)に用いられるフィルム。

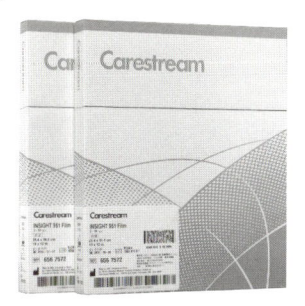

鉗子(かんし)
手術のときに、物をはさんで引っ張るために用いる。

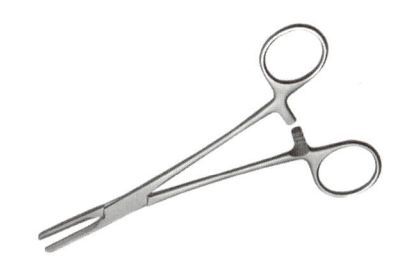

ネブライザー
薬剤を霧状にして、気管支まで届かせる吸入器。

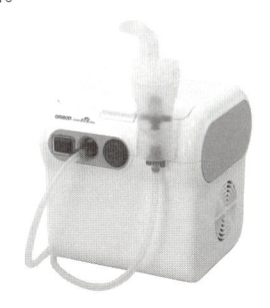

手術台
手術のときに、患者を横たわらせる台。

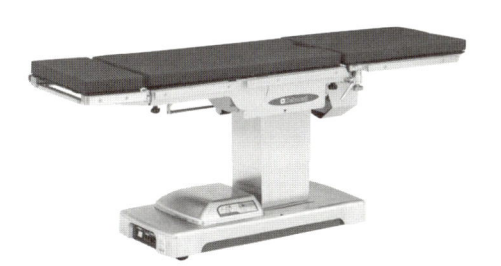

手術用不織布(ふしょくふ)ガーゼ
レーヨンやポリエステルなどでできたガーゼ。

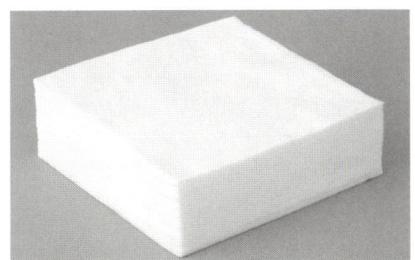

3 看護師の専門常識その3 道具・器具等

代表的なクラスⅡの医療機器

心電計
心筋の活動電位や活動電流を記録し、心電図として表す装置。

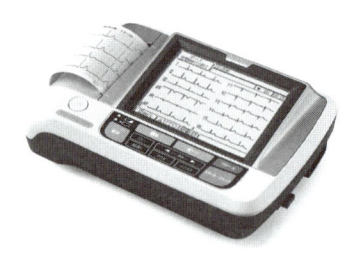

核磁気共鳴画像（MRI）装置
核磁気共鳴現象によって、体内の画像を映し出す。

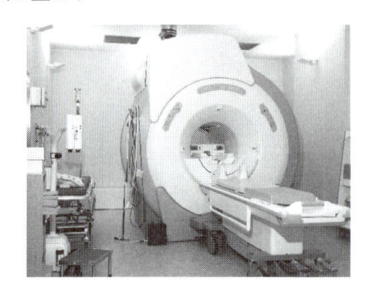

消化器用カテーテル
バルーンがついたカテーテル（細い管）。造影検査の際、消化管に挿入する。

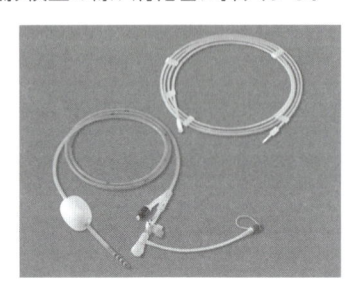

内視鏡
体内に挿入することで内部を観察・撮影し、映像を手元で見ることができる。

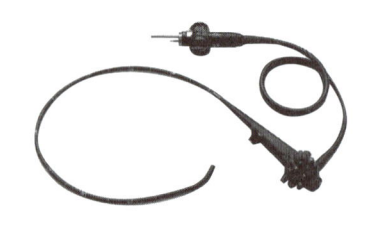

X線撮影装置（レントゲン）
X線照射装置によって、体の内部の様子を焼きつけて画像化する。

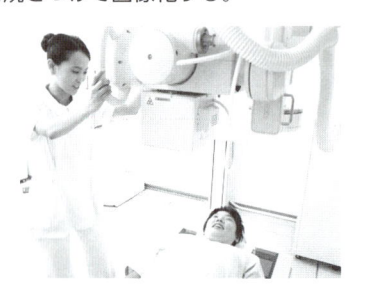

脳波計
頭部に電極を装着して、脳内ニューロンが発生させる脳波を計る。

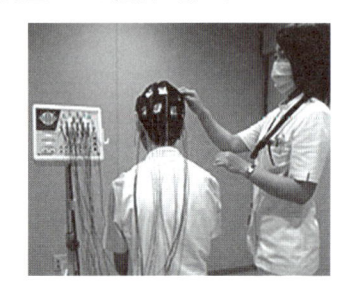

超音波画像診断装置

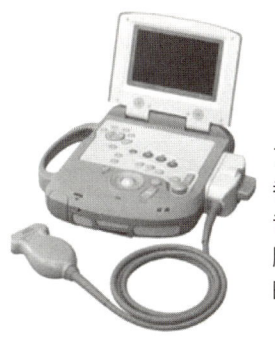

プローブを患者に当て、超音波によって臓器の様子を映像化する。

採血セット

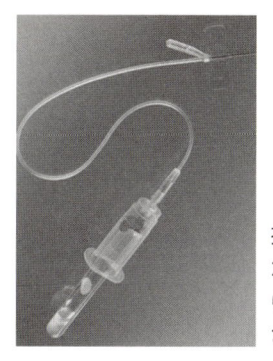

採血針と採血ホルダーがあらかじめセットされている。

レーザー血流計

毛細血管などの「微小循環」と呼ばれる部分の血流を数値化し、画像化する。

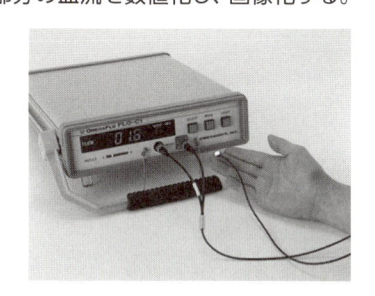

眼圧計

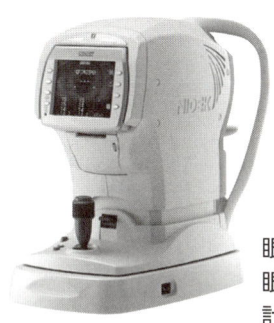

眼球内にある、眼内液の圧力を計測する装置。

3 看護師の専門常識その3 道具・器具等

MEMO 医療機器に関する正しい知識を！

　患者に医療機器を用いて何らかの異常があった場合、最初に気づくのは、患者のすぐそばにいる看護師であることが多いものです。その際、看護師が医療機器に関する正しい知識のもとに迅速な対処をおこなうことができれば、大事に至ることなく済みます。
　医療機器は操作が難しく、仕組みがわかりにくいものもあります。しかし、それらに対する知識を身につけておくことで、医療機器を安全に用いることができます。機械に苦手意識を持つ人でも、少しずつ医療機器に慣れる努力をしましょう。

代表的なクラスⅢの医療機器

放射線治療装置

放射線の照射によって、悪性腫瘍の治療をおこなう。

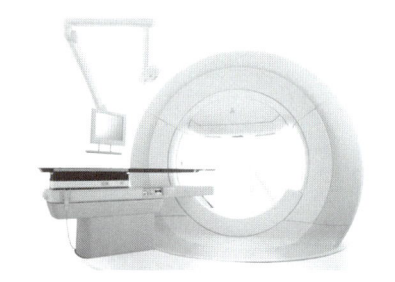

透析装置(とうせきそうち)

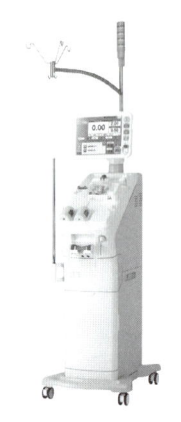

腎臓の機能が弱っている患者の、老廃物除去と電解質・水分量の調節を腎臓の代わりにおこなう。

人工骨・人工関節

チタン合金を主とした、人工的な骨や関節。

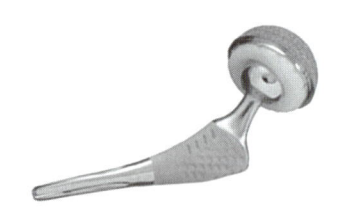

除細動器(じょさいどうき)

心房細動(しんぼうさいどう)や心室細動(しんしつさいどう)などの不整脈を除去するために、心臓に電流を流す装置。

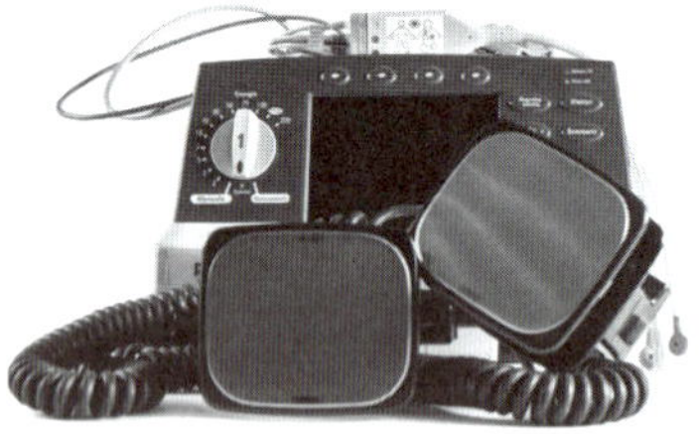

汎用輸液ポンプ(はんようゆえき)

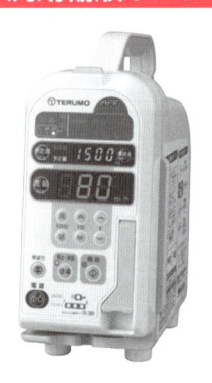

点滴などの輸液の流量を調節する機器。

ハイパーサーミア装置

がんなどの悪性腫瘍を加温することで、腫瘍細胞への致死効果を発揮する。

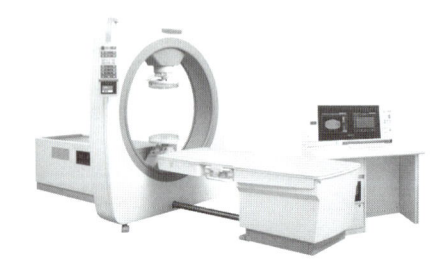

代表的なクラスⅣの医療機器

人工血管
ポリエステルなどの合成繊維で人工的につくられた血管。

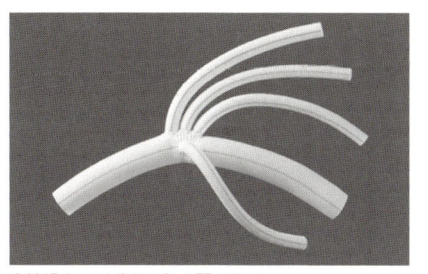

©2015 Japan Lifeline Co.,LTD. All rights reserved.

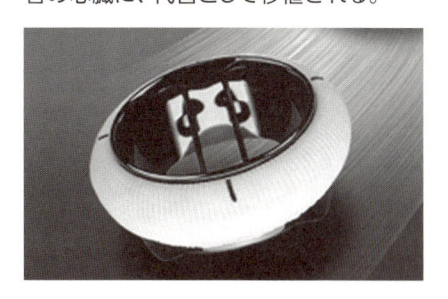

心臓ペースメーカー
心臓の徐脈性不整脈を監視し、電気刺激を送って心臓リズムを整える機器。

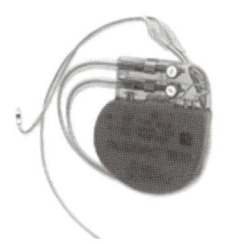

©2015 Boston Scientific Corporation. All rights reserved.

人工心臓弁
心臓弁膜症(心臓の弁の機能障害)の患者の心臓に、代替として移植される。

補助人工心臓駆動装置
心臓の働きを代行する装置。

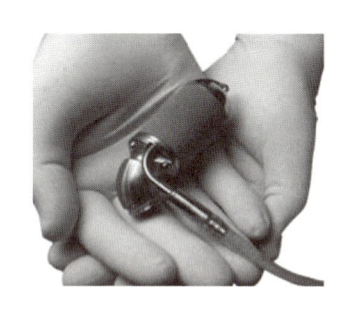

特定保守管理医療機器

　適正に管理されないと診断・治療・予防に重大な影響を及ぼす可能性がある医療機器は、クラスに関係なく、厚生労働大臣から「特定保守管理医療機器」に指定されます。代表的なものは、X線撮影装置(→P.92)や超音波画像診断装置(→P.93)などです。また、特定保守管理医療機器の中でも、設置の際の組み立てに管理が必要な機器については、厚生労働大臣が「設置管理医療機器」として指定しています。

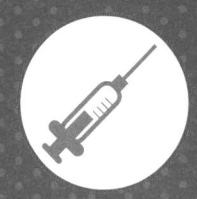

| Chapter3 | 看護師の専門常識その3　道具・器具等 |

救急車・救急時に出動する車両

- 運用する団体によって、救急車の構造・機能には違いがある
- 救急車以外の、救急時の乗り物についても把握する

消防署の救急車

　119番通報を受けて出動し、緊急性のある傷病者に対して応急処置をしながら、迅速に医療機関へと運びます。医師や看護師などの医療関係者は乗車せず、消防署所属の救急隊員が対応します。

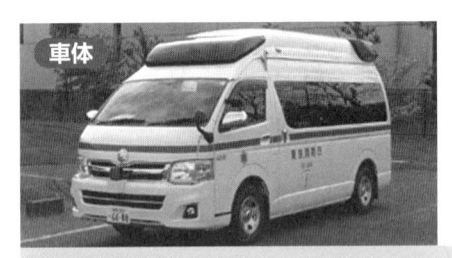

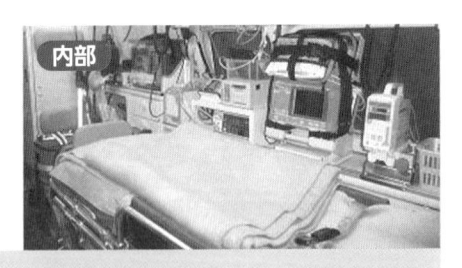

車体

内部

高規格救急車
救急救命士が応急処置を立ったままでおこなえるように、今までの救急車よりも車内が広い。簡単な医療行為ができるよう、人工呼吸器、医療用酸素などが車内に準備されている。

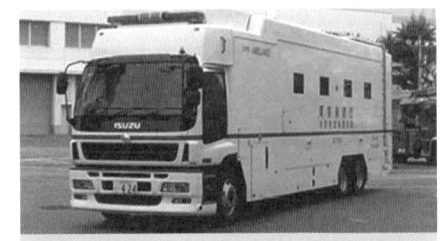

特殊救急車
災害現場でボディを左右に拡張（床面最大約40m²）し、救護所として機能する。

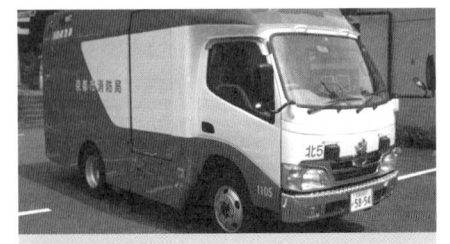

消防救急車
消火と救急の両方の機能を持つ車両。一部の消防署で運用されている。

自衛隊の救急車・救急時の乗り物

　駐屯地内の傷病者を搬送したり、大規模災害が発生したときに災害派遣として出動します。衛生員と呼ばれる看護師や救急救命士の資格を持った隊員が乗車し、対応します。

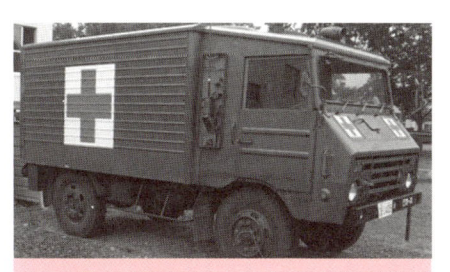

1.1/2t救急車
陸上自衛隊が運用。一度に最大4人の担送（横たわった状態）患者、または8人の座送（座った状態）患者を運べる。

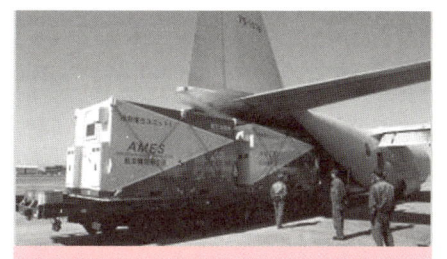

機動衛生ユニット
航空機に搭載して用いる、集中治療室の機能を備えた医療ユニット。航空自衛隊が大規模災害時に運用する。

医療機関の救急車・救急時の乗り物

　患者をほかの医療機関へ搬送する際に利用するほか、緊急性の高い傷病者に対して、乗車した医師や看護師が処置をおこないながら搬送することもあります。

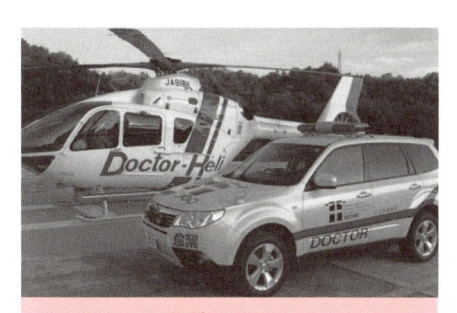

ドクターヘリ・ドクターカー
その場で医療行為ができるように、医師や看護師を救急現場に送り届ける。

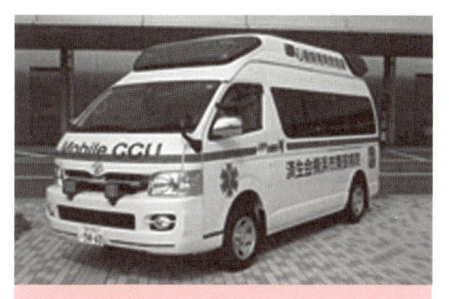

モービルCCU
人工呼吸器などの機器を搭載している循環器疾患専用救急車。

道具・器具等
理解度チェック問題

問1 次の文章で、正しいものに○、間違っているものに×をつけなさい。

❶ ナースキャップは、多くの医療機関で用いられている。

❷ 看護師が使用する時計は、秒針付きのものが望ましい。

❸ 看護師は腕時計をつけて勤務してもよい。

❹ ナース服は、近年ではパステルカラーのものが増えている。

❺ 手術室には、病棟で履いている靴でそのまま入ることができる。

❻ 自衛隊の救急車は、大きな災害のときに出動することが多い。

❼ 消防の救急車は、病院からの要請を受けて出動する。

❽ 医療機器がどのようなものであるかは、「医療法」で定義されている。

❾ 瞳孔計定規は、患者の瞳孔の大きさを測り、患者の意識レベルを確認するためのものである。

❿ 鉗子は、ものを引っ張るための器具である。

⓫ 血圧計は、送気球を使って加圧・減圧をおこなう。

⓬ 注射針のサイズは1種類しかない。

答え

問1 ❶× ❷○ ❸× ❹○ ❺× ❻○ ❼× ❽× ❾○ ❿○ ⓫○ ⓬×

問2 次の医療機器を、クラスⅠ～Ⅳに分類しなさい。

1. 放射線治療装置
2. 消化器用カテーテル
3. ネブライザー
4. 脳波計
5. 心臓ペースメーカー
6. X線（レントゲン）フィルム
7. X線撮影装置（レントゲン）
8. 人工血管
9. メス
10. 人工骨・人工関節
11. 鉗子
12. 人工心臓弁
13. 眼圧計
14. 補助人工心臓駆動装置
15. ハイパーサーミア装置

問3 次の救急車についての問題に答えなさい。

1. 救急救命士が応急処置を立ったままでおこなえるように、今までの救急車より車内が広い救急車の名称を答えなさい。
2. 消火と救急の両方の機能を持つ車両の名称を答えなさい。
3. 陸上自衛隊が運用する、一度に最大4人の担送患者、または8人の座送患者を運べる救急車の名称を答えなさい。
4. 人工呼吸器などの機器を搭載している、循環器疾患専用救急車の名称を答えなさい。
5. 航空自衛隊が運用する、航空機に搭載して用いる集中治療室の機能を備えたユニットの名称を答えなさい。

答え

問2 クラスⅠ…3 6 9 11　クラスⅡ…2 4 7 13　クラスⅢ…1 10 15　クラスⅣ…5 8 12 14
問3 1 高規格救急車　2 消防救急車　3 1.1/2t救急車　4 モービルCCU
　　5 機動衛生ユニット

問4 次の写真の医療用品の名称を答えなさい。

❶

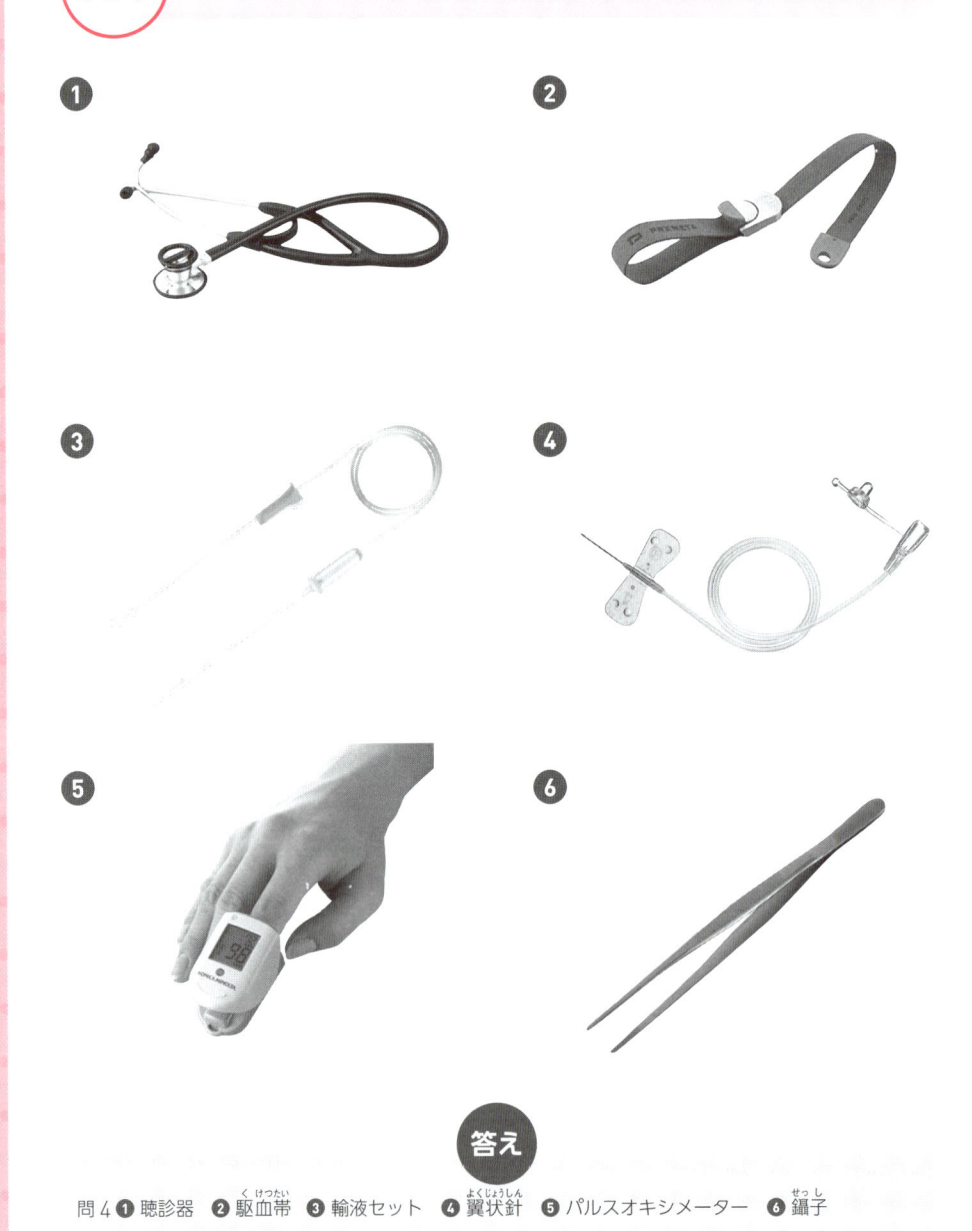

❷

❸

❹

❺

❻

答え

問4 ❶ 聴診器　❷ 駆血帯(くけつたい)　❸ 輸液セット　❹ 翼状針(よくじょうしん)　❺ パルスオキシメーター　❻ 鑷子(せっし)

問5　次の写真の医療機器の名称を答えなさい。

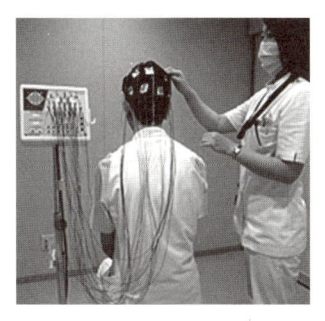

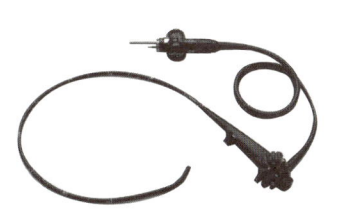

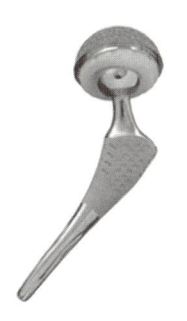

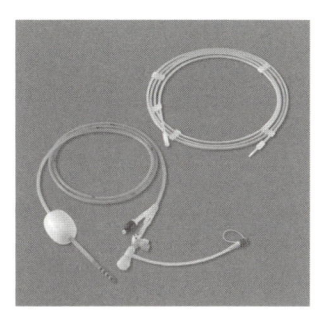

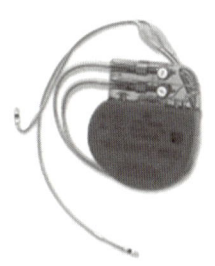

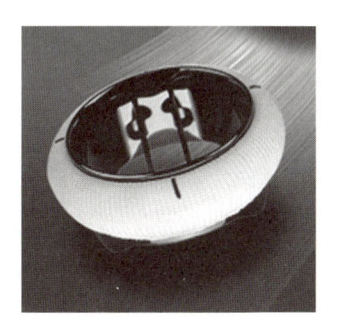

❶

❷

❸

❹

❺
©2015 Boston Scientific Corporation. All rights reserved.

❻

答え

問5 ❶脳波計　❷内視鏡　❸人工骨　❹消化器用カテーテル　❺心臓ペースメーカー
　　❻人工心臓弁

Column 4

看護師インタビュー④
患者の心の支えになろう

Q. 患者さんに接するときに、心がけていることは何ですか?

Jさん
こちらから話し過ぎずに聞き役に徹し、患者さんの話を聞き出すようにしています。患者さんの中には、私たち看護師に遠慮して、お願いしたいことをがまんしてしまう人もいるんです。なので、患者さんのどんな些細な言葉も聞き逃さないようにして、患者さんが本当に求めていることをつかむようにしています。

Kさん
患者さんの前では、いつも笑顔でいるように心がけています。病気で不安な気持ちを抱えている患者さんが多いので、笑顔で接することで、少しでも明るい気持ちになってもらえるようにしているんです。仕事のことでイライラしたりすることもあるのですが、ナースステーションから出るときには、しっかりと切り替えるようにしています。

Lさん
診察や治療、処置の際には、その説明を患者さんにわかりやすく伝えるようにしています。医療用語には難しいものも多いので、わかりやすいように言い換えたり、かみ砕いてお話するようにしているんです。患者さんから「これは何のための処置なの?」と聞かれることも多いので、きちんと答えられるように受け応えのシミュレーションもしています。

Chapter 4

看護師の専門常識・基礎知識

覚えておきたい専門常識 救急・応急処置

医療の現場では、事故や発作といった突発的なことで時間との勝負になる場面があります。そのときのとっさの判断や応急処置が適切であれば、たくさんの人の命を助けることができます。

> 現場レベルで必要とされる実技・知識をイメージしながら学習すれば、緊迫する現場に直面しても冷静かつ的確に対応できる能力が身につきます。

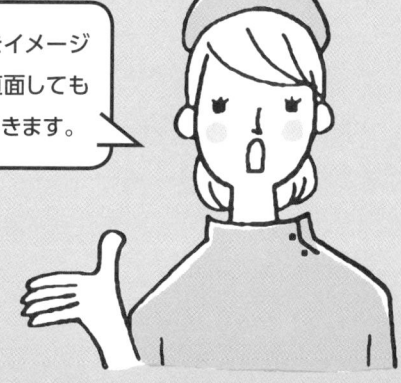

Chapter 4　覚えておきたい専門常識　救急・応急処置

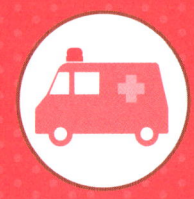

患者の分類・区分

- 「患者」は、医療機関で治療を受ける人の名称
- 重症度・緊急度が患者区分のポイントになることを理解する

「患者」は医師から見た場合の呼び名

　医療機関で、病気やけがの治療を受ける人のことを「患者」と呼びます。これは診察・治療をおこなう医師の側から見た場合の呼び名です。

　訪問看護を受ける在宅療養者や、健康診断のために病院を訪れた人については、患者ではなく「利用者」と呼び、医療的なカウンセリングを受ける対象者には「来談者」という呼称を用います。また、医療機関で受診せずに、救急現場などで医師に診断・治療を受ける人のことを「傷病者」「対象者」と表現することがあります。

重症度と緊急度で患者を分類・区分

　患者には、病気やけがで医療機関を訪れる人もいれば、救急搬送されて来る人もいます。また、大規模災害時などには、災害現場にやって来た医師にその場で治療を受ける患者もいます。

　どんな状況においても、患者は重症度と緊急度によって区分されます。患者に対して看護師が問診をおこなうのは、患者の重症度と緊急度を見極めるためです。一般診療を受けにきた患者であっても、重症度や緊急度が高いと判断した場合は、早急に診察・治療にあたり、ほかの専門的な病院に搬送します。また、救急時や災害時には、患者の重症度や緊急度を迅速に判断する必要があります。

さまざまな医療現場での患者の分類・区分

病棟

災害などの緊急時にどのような移送方法をとるかによって、次の3つの「救護区分」で患者を分類していまます。

- **担送**… 患者を担架やストレッチャーなどで移送。
- **護送**… 付き添いや見守りによる指示が必要な移送。車イスもこれに含む。
- **独歩**… 1人で歩いて移動できる。

救急時

救急患者には、バイタルサインと「救急のABC」(→P.106)の評価によって緊急度・重症度を判断します。症状によっては一刻を争うこともあるので、複数の医師・看護師で救急のABCを15秒ほどでチェックするのが望ましいです。

災害時

多くの負傷者が出た場合は、緊急度・重症度で分類する「トリアージ」をおこない、搬送や処置の優先順位を決定します。負傷者には、4つの色のマーカーがついたトリアージタッグをつけ、判別しやすくします。

搬送・処置の優先順位	分類	タッグの識別色	傷病の状態
第1順位	重症群	赤	命に関わる重篤な状態で、早く処置をすべき者。
第2順位	中等症群	黄色	命に関わらないが、早期に処置をすべき者。
第3順位	軽症群	緑	早期の処置や搬送が必要ない者。
第4順位	死亡群	黒	死亡、または救命の見込みがない者。

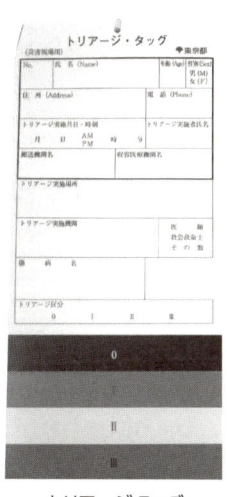

トリアージタッグ

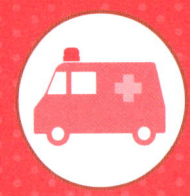

Chapter 4　覚えておきたい専門常識　救急・応急処置

救急の手引き

- 救急時には「救急のABC」とバイタルサインの確認・評価をおこなう
- 救急患者に対する最初のチェックポイントと看護のポイントを理解する

傷病者の重症度・緊急度を見るバイタルサイン

　救急の現場においては、患者にどのような処置をすべきかを判断するために、バイタルサインを確認して患者の重症度・緊急度を把握します。
　救急医療においては、脳に異変がないかを確認する意味で、バイタルサインの要素の中でも意識の有無を最優先で確認します。意識の有無の確認は、患者に声をかけたり、肩をたたくなどしておこないます。

成人のバイタルサインの正常値

脈拍	60〜80回／分で、リズムが一定
呼吸数	12〜18回／分
血圧	収縮期血圧130mmHg未満／拡張期血圧85mmHg未満
体温	36〜37度

「救急のABC」をすみやかに確立

- **A（air-way）：気道の確保**
  呼吸の際に空気が通る気道を開通させる（→P.114）。
- **B（breathing）：呼吸と換気**
  無呼吸であれば、人工呼吸をおこなう。
- **C（circulation）：循環**
  心停止の場合、胸部圧迫をおこなう。AED（自動体外式徐細動器）があれば用いる（→P.115）。

救急看護のポイント① 呼吸困難

● 最初のチェックポイント

意識レベル・バイタルサインの確認

- 意識障害（不穏・混乱など）があるかどうか。
- チアノーゼ（皮膚や粘膜が青紫色になる症状）の有無。
- 聴診による呼吸の確認。

気管閉塞の有無の確認

- 口腔・喉頭・咽頭の中に異物がないか。
- 患者が**チョークサイン**を示していないか。

[チョークサイン]
窒息のため、自分の喉を親指と人差し指でつかむ行為。

- 異物がある場合、**ハイムリック法**・背部叩打・吸引などで除去。
- 「動脈血ガス分析」で、血中の酸素や炭酸ガスの濃度が適正かどうかを確認する。

[ハイムリック法]
背後から腹部に回した両手の拳で、みぞおちの辺りを上向きに強く圧迫する。

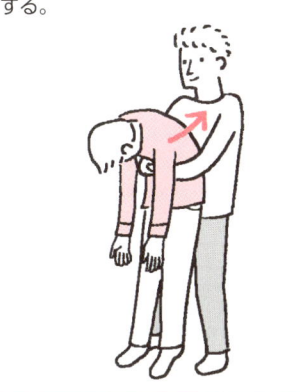

● 看護のポイント

気道確保（→P.114）

意識レベルが低いときには、**気管挿管**をおこなう。

酸素投与

血中の酸素濃度などを基にして、酸素の投与を決定。

原因疾患の推定

呼吸困難を解消しながら、バイタルサインや検査結果、既往歴などを参考にして原因疾患を確認する。

[気管挿管]
口もしくは鼻から喉頭を経由して、気管に気管チューブの挿入をおこなう気道確保の方法。

救急看護のポイント② 痙攣

● 最初のチェックポイント

発作の型(タイプ)の確認

- どの発作のタイプなのかを素早く判断する。
- 痙攣重積発作かどうかも確認する。

[痙攣重積発作]
意識障害と痙攣発作が繰り返される症状のこと。呼吸が停止したり、神経を損傷したりする可能性がある。

[代表的な痙攣発作の型]

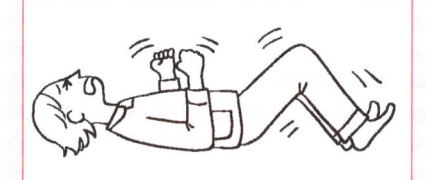

強直性痙攣
全身の筋肉の収縮が長時間続いて、筋肉が突っ張り、こわばる。眼球が上部にかたよるのが特徴。

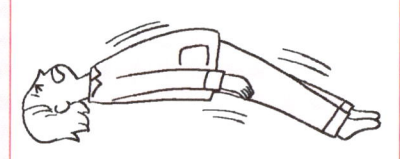

間代性痙攣
全身の筋肉が交互に収縮と弛緩を繰り返す。四肢をばたつかせたりする。

ミオクロニー痙攣
手足や顔面などが、瞬間的に激しくぴくぴくと収縮と弛緩を繰り返す。

欠神発作
数秒〜数十秒の間、意識を失って動作が停止する。

● 看護のポイント

気道確保
- 意識障害がある場合には、頭部後屈顎先挙上法(→P.114)で気道を確保する。
- 嘔吐物などによる窒息を防ぐため、顔を横に向けるか側臥位にする。

呼吸管理
- バックバルブマスクなどで、補助換気をおこなう。
- 顔や唇にチアノーゼが見られる場合、低酸素状態である可能性が高いので、酸素を投与する。

[側臥位]
横を向いて寝ること。

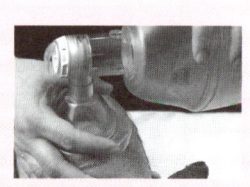

バックバルブマスクは、マスク部分で患者の口と鼻を覆う。

救急看護のポイント③　胸痛

● 最初のチェックポイント

意識レベル・バイタルサインの確認

- 一目でわかる重傷のサインを見逃さない
- 冷や汗やチアノーゼなどがあるかを確認。

痛みや症状から、緊急性が高い疾患であるかを判断

急性冠症候群

- 冠動脈が詰まることで発生。
- 胸を強く圧迫されるような痛みが、左肩から下顎までに散らばる。

肺塞栓

- 肺動脈に血栓などが詰まり、肺動脈の流れを阻害する。
- 胸膜性の胸痛、低酸素血症などの症状。長期間の旅行などが原因となる。

急性大動脈解離

- 大動脈壁が内外に剥がれ、その間に血液が流れ込んで本来の血管を圧迫。
- 胸が裂かれるような痛みがあり、高血圧またはショック症状を伴う。

[ショック症状]
血圧の急激な低下で、血液が全身に行き渡らない状態が引き起こす症状。

心タンポナーデ

- 心臓と心外膜（心臓を覆う膜）の間に液体が大量にたまる。
- Beckの三徴（血圧（動脈圧）低下・静脈圧上昇・心音微弱）が見られる。

● 看護のポイント

呼吸管理
衣類を緩めて圧迫を取り除き、呼吸しやすい姿勢を保つ。

循環管理
- ショック症状がないか確認する。
- 心電計を準備して、不整脈が発生していないかモニタリングする。

鎮痛・鎮静
- 患者の痛みや不安を取り除くように努める。
- 医師の指示で、鎮痛剤などを投与する。

救急看護のポイント④　腹痛

● **最初のチェックポイント**

緊急性が高い腹痛の病態を判定する

出血によるショック状態	大動脈・冠動脈瘤、子宮外妊娠破裂などが考えられる。
腹痛の強さ	冷や汗をかくほどの痛みがある場合、血管の閉塞・狭窄、管腔などの閉塞が考えられる。
腹膜刺激症状があるか	収縮期血圧130mmHg未満／拡張期血圧85mmHg未満

● **看護のポイント**

- バイタルサインの測定。
- 患者の症状の緩和に努める。

救急看護のポイント⑤　嘔吐

● **最初のチェックポイント**

吐物の内容・状態をチェック

量	量が多く、下痢も伴っている場合は、脱水の危険性がある。
におい	すっぱい→胃の内容物。 便のにおい→腸閉塞や腹膜炎などの疾患の疑い。 アンモニア臭→肝疾患などの疑い。
色	緑色の胆汁が混じる→十二指腸以下の消化管疾患などの疑い。 血液が混じる→出血性疾患などの疑い。 鮮やかな赤色→胃潰瘍、食道静脈瘤破裂などの疑い。

● **看護のポイント**

- 誤嚥（異物を気管支内に飲み込んでしまうこと）予防のために側臥位（→P.108）をとらせる。
- 脱水の際には輸液をおこなう。

救急看護のポイント⑥　吐血

● 最初のチェックポイント

排出された血液の状態を確認

出血場所	色・状態	考えられる疾患
口近くからの出血	鮮紅色（鮮やかな赤）	胃・食道静脈瘤破裂、胃・十二指腸潰瘍など
消化液が混じった出血	暗赤色（黒みがかった赤）	胃・十二指腸潰瘍、急性胃粘膜病変、胃がんなど
コーヒー残渣様	コーヒーの滓に似た状態	急性胃粘膜病変、胃がんなど

● 看護のポイント

- 口の中の凝固血などを取り除き、窒息を防止する。
- 輸液・輸血の準備。
- 各種検査で出血部位を確定したら、止血をおこなう。

救急看護のポイント⑦　外傷

救急のABC（→P.106）と、それにD（意識）・E（脱衣・体温管理）を加えた5つについて、確認・評価をおこなう。

A：気道

頸椎や頸髄の損傷を疑うようにして、頭部と頸椎を動かさず、下顎挙上法（→P.114）で気道確保をする。

B：呼吸

胸部の外傷がある場合、呼吸障害が起こることがあるので、視診・聴診・触診・打診によって、胸部の観察をおこなう。

C：循環

ショックの兆候があるかどうかをチェックする。

D：意識（中枢神経障害）

GCSによる評価、瞳孔所見、片麻痺などから、意識レベルを確認。

> **[GCS（Glasgow Coma Scale）]**
> 意識障害のレベルを判定する基準。

E：脱衣・体温管理

衣類を脱がせて出血や開放創がないかを確認し、低体温の防止のため、保温に努める。

Chapter 4　覚えておきたい専門常識　救急・応急処置

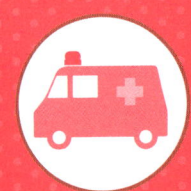

応急処置① けが

- 最初に出血の有無を確認し、止血をおこなう
- RICE処置や骨折の対処法を覚え、実践できるようにする

出血がある場合は止血処置をおこなう

　けがをして患者がいる場合、まずは出血の有無を確認します。出血の多くは毛細血管や静脈の損傷によるものなので、自然に止まったり、簡単な止血処置で抑えることができます。しかし、吹き出すような出血の場合は、動脈の損傷が考えられるので、直ちに適切な止血処置をおこないます。

直接圧迫法

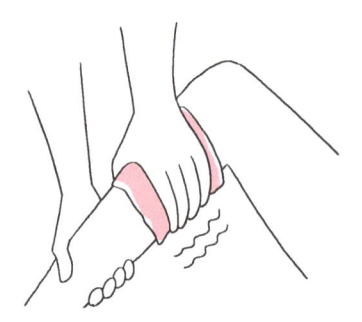

傷口に清潔なハンカチやタオルなどをあてて、指や手のひらで5分間は強く押さえる。押さえる布がない場合は、指や手のひらで直接押さえる。傷口を心臓より高い位置に保つようにする。

止血帯法

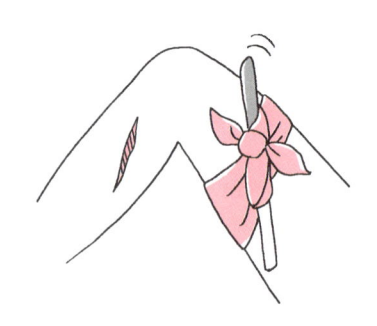

直接圧迫法で止血できない場合におこなう。傷口よりも心臓に近い部分を三角巾やスカーフなどで巻きつけ、結び目に差し込んだ棒をねじってきつく固定する。組織の壊死や損傷の恐れがあるので、30分に一度は止血帯を緩めること。

さまざまなけがの応急処置方法

● すり傷・切り傷

　傷口を清潔に保つために、傷口を水で洗い流し、救急ばんそうこうなどで保護します。傷にガーゼが直接触れるものは、細かい繊維が傷口に残ってしまうことがあるので避けましょう。

　大きな傷や止血しない傷、骨や腱が露出している傷や、動物による噛み傷などの場合は、早めに医療機関を受診する必要があります。

● 捻挫・打撲

　RICE（ライス）処置が重要になります。RICEとは、安静（REST）・冷却（ICE）・圧迫（COMPRESSION）・挙上（EREVATION）の４項目の頭文字をとったものです。

安静	患部を動かさない。
冷却	患部を冷やす。
圧迫	包帯などで患部を圧迫して固定する。
挙上	患部を心臓より高い位置に保つ。

● 骨折

　骨折は、患部が変形しているなどの見た目でわかる場合と、見た目ではわからない場合があります。患部やそのまわりに異常がなくても、痛みが激しく、冷や汗が出ている症状がある場合は骨折を疑い、次の処置をおこないます。

① 患部を動かさないようにして、その場で応急処置をおこなう。
② 傷がある場合は、傷の応急処置を先におこなう。
③ まわりに副木に使えそうなものがないか、探す（傘・板・定規・雑誌など）。
④ 患部だけでなく、その上下の関節も一緒に副木で固定する。
⑤ 腕の骨折の場合は、三角巾などで腕をつるす。

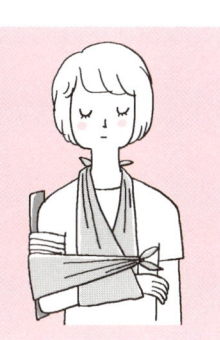

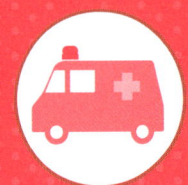

Chapter 4　覚えておきたい専門常識　救急・応急処置

応急処置② 気道確保と心肺蘇生

- 最初に気道の確保をおこない、人工呼吸をおこなう手順を忘れないこと
- 気道確保・人工呼吸の具体的な方法を覚えておく

呼吸がない場合は気道確保をおこなう

　傷病者に対して応急処置をおこなう場合、まず呼吸の有無を確認します。呼吸がない場合は、呼吸の通り道である気道を開通させる必要があります。嘔吐物や異物が口の中にある場合は、指を使って取り除きましょう。喉や気道内に異物を詰まらせている場合は、背中を叩いたり、みぞおちを圧迫したりするなどして取り除きます。そのうえで、次のような気道確保の方法をおこないます。

頭部後屈顎先挙上法

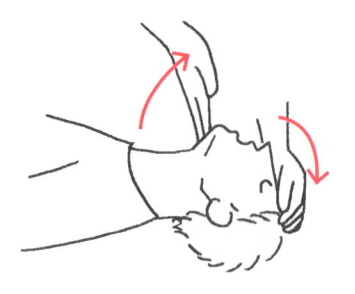

片手を傷病者の額に置き、もう一方の手の人差し指と中指を顎の先にあて、顎を持ち上げながら、頭を後ろに反らせていく。

下顎挙上法

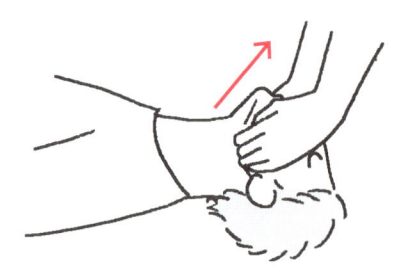

両手の親指を傷病者の下顎に、ほかの指を顎の下に置く。その指で下顎を持ち上げながら、親指で頭を反らせるように押し下げる。頸部（首まわり）に外傷がある場合は、この方法を用いる。

— 114 —

心肺蘇生の手順

　呼びかけなどに反応がなく、心停止が疑われる傷病者には、次の手順ですみやかに心肺蘇生をおこないます。

①119番通報とAEDの要請

- まわりの人に、119番への通報とAED（自動体外式除細動器）を持ってくることを依頼する。

②呼吸の確認

- 胸と腹部の動きを見て、10秒以内に正常な呼吸をしているかを確認する。

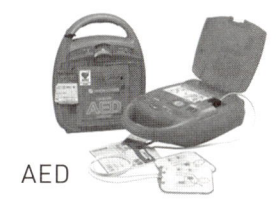

AED

③胸部圧迫

- 正常な呼吸をしていなければ、胸骨圧迫を開始する。
- 胸の真ん中の辺りを、重ねた両手で垂直に押す。
- 少なくとも5cmほど押し込み、1分間に100回以上のテンポで押す。
- バックバルブマスク（→P.108）などの換気の用意があれば、胸部圧迫を30回した後に換気を2回するリズムで心肺蘇生をおこなう。

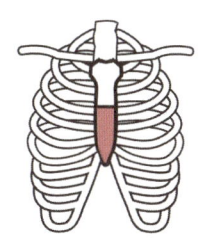

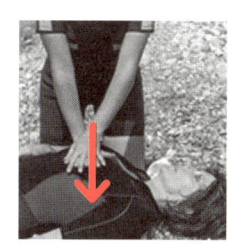

胸の中央の、胸骨の下半分を押さえる　　両手で垂直に胸を圧迫

④AEDが到着

- AEDの電源を入れる。メーカーによっては、フタを開けることで電源が入るものもある。
- 電極パッドを表面に描かれているイラストに従って、傷病者の胸に貼る。

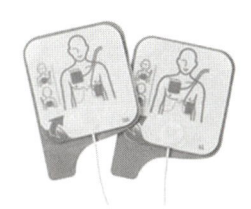

AEDの電極パッド

⑤ショックボタンを押す

- 傷病者から離れ、点滅しているショックボタンを押す。
- 心肺蘇生は、傷病者に反応が出てくるか、救急隊に引き継ぐまで続ける。

Chapter 4　覚えておきたい専門常識　救急・応急処置

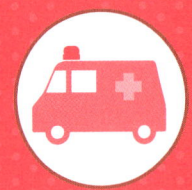

応急処置③ 移動

- 傷病者の移動に関する注意点を把握する
- 救助者の人数による移動の方法の違いについて理解する

傷病者に負担や苦痛を与えないようにする

　傷病者の場合、みだりに動かすことは傷病の状態を悪化させる原因にもなるため、その場で応急処置をするのが原則です。**しかし、傷病者が危険な場所にいたり、応急処置に向かない環境にいる場合などには、傷病者を移動させる必要があります**。移動の際には症状を見て、傷病者にとって無理がなく、苦痛を伴わない方法でおこなうようにします。

救助者の人数による移動方法

● 救助者が1人の場合

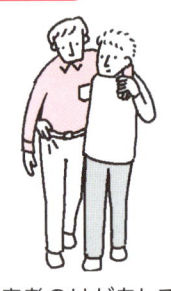

歩行

傷病者のけがをしている側に救助者が立ち、片腕を肩に回して手を握り、反対側の手で腰の辺りをつかむ。

背負う・抱きかかえる

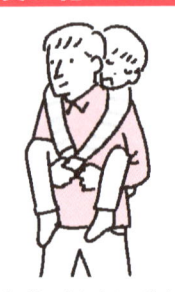

傷病者の膝裏に手を入れて、傷病者の手を握る。傷病者の腕を交差させると、安定する。

引きずる

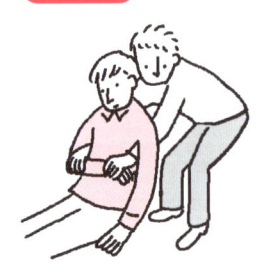

傷病者の背後から両わきに手を差し込み、傷病者の片腕を両手で持って腰を浮かせた状態で、後ろ歩きで引っ張って移動する。

● 救助者が2人の場合

左右で抱える

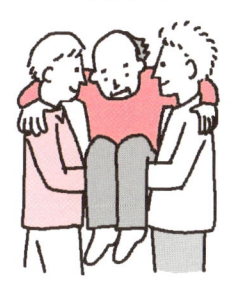

救助者2人が片手を傷病者の膝の裏側に差し入れ、もう片方を背中に回す。背中に回した手は傷病者の反対側の脇を押さえて、膝の裏側では救助者同士で手首を握る。

前後で抱える

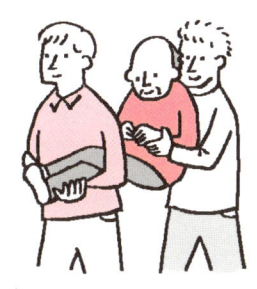

1人の救助者は傷病者を背後から抱える。もう1人は、交差させた傷病者の足を抱えて持ち上げる。傷病者の足の方向に移動する。

イスを使う

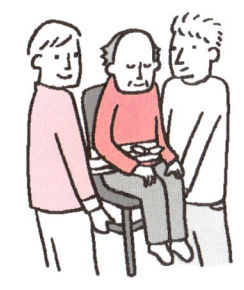

傷病者をイスに座らせたうえで、腰の辺りを三角巾などで縛り、イスに固定する。救助者2人が左右からイスを持ち上げて移動する。

● 救助者が3人以上の場合

3人以上で抱える

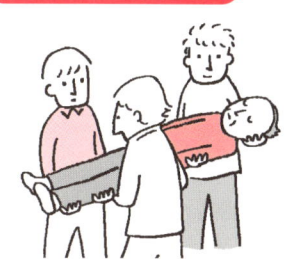

傷病者の体に近い方に片膝をつき、体の下に両手を差し入れて一斉に静かに持ち上げる。救助者のうち、必ず1人は傷病者の頭部を支えること。

毛布に乗せる

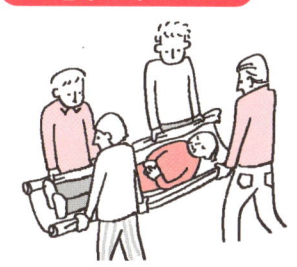

毛布やシーツなどに傷病者を乗せた後で、両端を丸めて棒状にする。その部分を全員で水平に持ち上げる。傷病者の足の方向に移動する。

救急・応急処置 理解度チェック問題

問1 次の❶〜❹の人についての医師から見た呼び名を、下の名称から答えなさい。

❶ 医療機関において、病気やけがの治療を受ける人。

❷ 訪問看護を受ける在宅療養者。

❸ 医療的なカウンセリングを受ける人。

❹ 救急現場で、医療機関ではなくその場で医師に治療を受ける人。

| 利用者 | 来談者 | 患者 | 傷病者 |

問2 次の問題に答えなさい。

❶ 「救急のABC」のA・B・Cそれぞれについて、どんな要素であるかを説明しなさい。

❷ 救急において、バイタルサインの要素のうち、何を最優先で確認すべきか答えなさい。

❸ 移送方法によって、病棟の患者を3つに分類する区分の名称を答えなさい。

❹ トリアージの分類のうち、最優先で救命措置がおこなわれるのは、何色のタッグをつけた患者か。

答え

問1 ❶患者 ❷利用者 ❸来談者 ❹傷病者
問2 ❶A＝気道の確保、B＝呼吸と換気、C＝循環 ❷（意識の有無）意識レベル ❸救護区分 ❹赤

問3 呼吸困難の患者に対する救急看護について、次の問題に答えなさい。

❶ 呼吸困難の患者は、顔の皮膚などが青紫色になることがある。この症状を何というか。

❷ 呼吸困難の患者がおこなう、喉を親指と人差し指でつかむような、窒息を知らせるサインを何というか。

❸ 喉頭・咽頭に異物がある場合に、背後から腹部に回した両手の拳で、みぞおちの辺りを上向きに強く圧迫して取り除く方法の名称を答えなさい。

❹ 呼吸困難の原因疾患を特定するために、参考にすべきもの3つを答えなさい。

❺ 意識レベルが低いときにおこなう、口もしくは鼻から喉頭を経由して、気管に気管内チューブを挿入する気道確保の方法の名称を答えなさい。

問4 次の症状はどの痙攣発作にあてはまるか。下の一覧から選びなさい。

❶ 手足や顔面などに激しい収縮と弛緩が発生する。

❷ 四肢をばたつかせて、全身の筋肉が収縮・弛緩し続ける。

❸ 短ければ数秒、長ければ数十秒、動作をしなくなる。

❹ 眼球が上部にかたよるのが特徴の痙攣発作。

| 強直性痙攣 | 間代性痙攣 | ミオクロニー痙攣 | 欠神発作 |

答え

問3 ❶ チアノーゼ ❷ チョークサイン ❸ ハイムリック法 ❹ バイタルサイン・検査結果・既往歴 ❺ 気管挿管

問4 ❶ ミオクロニー痙攣 ❷ 間代性痙攣 ❸ 欠神発作 ❹ 強直性痙攣

問5　胸痛に関して、次の問題に答えなさい。

❶ 胸痛を伴う疾患のうち、長期間の旅行などが原因で起こりやすいものの名称を答えなさい。

❷ 胸が裂かれるような痛みを伴う疾患の名称を答えなさい。

❸ 心タンポナーデを疑う場合に確認する、「Beckの三徴」の3つのポイントを答えなさい。

❹ 胸痛の患者に起こる、重症を表すサインを2つ答えなさい。

❺ 血圧の急激な低下で、血液が全身に行き渡らない状態が引き起こす症状を何というか。

問6　次の問題に答えなさい。

❶ 外傷の救急患者に対しては、重症度・緊急度を評価するにあたって、「救急のABC」にDとEを加えておこなうが、DとEは何をさしているかそれぞれ答えなさい。

❷ 吐血した血液が暗赤色（黒みがかった赤）だった場合、血液に何が混じっていると考えられるか。

❸ 意識障害のレベルを判定する基準の名称を答えなさい。

答え

問5 ❶ 肺塞栓　❷ 急性大動脈解離　❸ 血圧（動脈圧）低下、静脈圧上昇、心音微弱
　　 ❹ 冷や汗、チアノーゼ　❺ ショック症状
問6 ❶ D＝意識、E＝脱衣・体温管理　❷ 消化液　❸ GCS（Glasgow Coma Scale）

問7 けがの応急処置について、次の問題に答えなさい。

❶ 代表的な出血処置の方法を2つ答えなさい。

❷ 捻挫や打撲などの初期に行う、RICE（ライス）処置に含まれる4つの処置を答えなさい。

❸ 骨折しているかどうかが見た目でわからない場合、負傷者の何を目安に判断すべきか、2つ答えなさい。

問8 次の文章は、気道確保と心肺蘇生についてのものである。{　　}内で正しい方を選びなさい。

❶ 頸部に外傷がある場合に気道確保をするときには、{ **頭部後屈顎先挙上法・下顎挙上法** } を用いる。

❷ 心肺蘇生においては、最初に傷病者の胸と腹部の動きを見て、{ **10秒・30秒** } 以内に正常な呼吸をしているかを判断する。

❸ AEDの電極パッドは、{ **電極パッドの表面・取扱説明書** } に描かれたイラストに従って、傷病者の胸に貼る。

❹ 頭部後屈顎先挙上法で気道を確保する場合、片手を傷病者の額に置き、もう一方の手の人差し指と中指を { **顎・鼻** } の先にあて、顎を持ち上げながら、頭を後ろに反らせていく。

答え

問7 ❶ 直接圧迫法、止血帯法　❷ 安静、冷却、圧迫、挙上　❸ 痛みの激しさ、冷や汗が出ているかどうか
問8 ❶ 下顎挙上法　❷ 10秒　❸ 電極パッドの表面　❹ 顎

Column 5

看護師インタビュー⑤
看護師としての責任を常に持つ

Q. 看護師として、日常生活で心がけていることはありますか?

Mさん

病気、特にインフルエンザなどの感染症の予防には気をつけています。病気で苦しむ患者さんを看護する立場にある看護師が、病気になっていては意味がありませんから。手洗い・うがいは私だけでなく、家族にも協力してもらって徹底的に行います。ちょっとでも体調の悪さを感じたら、睡眠や休息を多めにとるようにしています。

Nさん

休みの日には、スカッと仕事のことを忘れて気分転換することです。そのほうが仕事に向けてのモチベーションも高まるし、元気も出るんですよ。私の場合、休日には趣味のパラグライダーに取り組んで、非日常を味わうようにしています。空中を飛ぶ爽快感で仕事の悩みも吹き飛んでしまうので、私にはぴったりな趣味なのかもしれませんね。

Oさん

仕事に関することを、家族や友人には話さないようにしています。看護師には守秘義務があるので、患者さんや病院内のことを話してはいけないことになっていますからね。「今日、大変なことがあってね」といった程度のグチはこぼしますが、くわしい内容については、どんなに親しい間柄の人であっても絶対に話しません。

Chapter 5

看護師の専門常識・基礎知識

覚えておきたい看護師の歴史と災害看護

看護師はこれまで、病との格闘や大規模災害への対応など長い歴史の中でさまざまな経験を積み重ねてきました。それらへの取り組みを知るとともに、最近の大規模災害、事故における看護師の活動を確認しましょう。

> 歴史や過去の事例からは、多くの教訓が得られます。過去の経験を振り返りながら、現在の看護師のあり方を学びましょう。そして、今後にどう活かしていくべきかを考えてみてください。

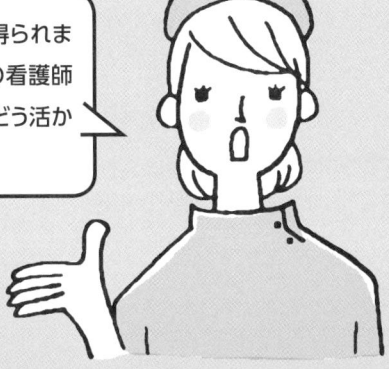

Chapter 5　覚えておきたい看護師の歴史と災害看護

看護師の歴史

- 近代看護の母・ナイチンゲールの功績とその精神を知る
- 日本における看護の教育は太平洋戦争後にはじまる

近代看護の樹立

　傷病者を看護するという古くより実施されてきた行為が職業として成立するようになったのは、「近代看護の母」と呼ばれるフローレンス・ナイチンゲールが看護の整備に取り組んだことによります。

　ナイチンゲールは1854年から1856年の間、クリミア戦争で看護師として従軍しました。病院内の衛生状況の改善をおこない、感染症による死者を減らして死亡率を激減させ、イギリスに帰国した後も看護環境の改善や看護教育の充実に取り組みました。のちにロンドンに看護学校を設立し、本格的な看護教育をはじめました。

日本の看護教育のはじまり

　ナイチンゲールの看護精神は日本にも伝わり、1884年に慈恵病院の看護婦教育所が東京都港区につくられました。その後、各所で看護学校が設立され、本格的な看護教育がはじまりました。1915年には「看護婦規則」が制定され、「看護婦」という名前が定着するようになります。しかし、当時は、看護婦免許は国家資格ではなく、看護師になれるのは女性に限定されていました。

　太平洋戦争後の1948年、アメリカの指導の下で、「保健婦助産婦看護婦法」が制定されます。それによって看護婦は国家資格となり、看護教育の履修が必修になりました。

日本における看護教育の歴史

1887年前後
西洋式医療が日本に導入される

看護学校が設立され、ナイチンゲール式看護教育がはじまった。女性が就く仕事として看護婦が認知されるものの、看護婦としての職業の制度化は長らくおこなわれなかった。

1915年
「看護婦規則」の制定

看護をおこなう職業として、「看護婦」という正式名称が制定された。同時に、業務内容や免許取得、教育課程の規則も定められることになった。

1948年
「保健婦助産婦看護婦法」の制定

太平洋戦争終結後、アメリカの指導のもとで「保健婦助産婦看護婦法」が制定され、新しい看護制度と看護教育制度が確立。看護婦免許が国家資格となり、その取得に国家試験がおこなわれるようになった。

1950年
第1回看護婦国家試験の実施

GHQの指導の下、はじめての国家試験が実施された。

1951年
准看護婦制度が制定

戦後の看護婦不足に対応するため、従来の看護婦の教育課程よりも短期で取得できる、准看護婦制度が制定された。

2002年
看護師養成課程に4年制の看護学部が追加

短大や専門学校などの看護師の養成学校に加えて、より専門性・研究性の高い看護大学での教育が開始された。

5 覚えておきたい看護師の歴史と災害看護

Chapter 5　覚えておきたい看護師の歴史と災害看護

保健師助産師看護師法とは

- 保健師助産師看護師法は看護職の安全性を保持する法律
- 免許・業務・罰則についての内容を把握し、国家試験対策に役立てる

免許・業務・罰則について定めた法律

　人の命や健康に関わる看護師の業務は、安全性を保つという理由から、法律と密接につながっています。もっともつながりの深い法律は、「保健師助産師看護師法」です。**保健師助産師看護師法は、看護職と呼ばれる保健師・助産師・看護師・准看護師について詳しく定めている法律です**。それぞれの職業に就くために必要な免許や免許の取得方法、業務内容、罰則規定などが内容として含まれています。特に免許については細かな事項まで定められており、本人次第では免許を与えられない場合や、免許が取り消される場合があることも説明されています。

　看護師は保健師助産師看護師法に基づいて資格を得て、看護業務をおこないます。看護師の国家試験でも、保健師助産師看護師法に関係する問題が出題されますので、今のうちに保健師助産師看護師法の内容を把握しておきましょう。

こんな場面で役立つ!

- 看護学校：授業で学ぶ内容を予習できる。
- 国家試験：保健師助産師看護師法の内容に関する出題に対応できる。
- 看護師になって：看護師がおこなう業務の範囲や、看護師に課せられた義務について理解の幅が広がる。

保健師助産師看護師法の主な内容

● 第一章　総則

保健師・助産師・看護師・准看護師が、それぞれどのような職業であるかについて定めています。

第五条

この法律において「看護師」とは、厚生労働大臣の免許を受けて、傷病者若しくはじよく婦に対する療養上の世話又は診療の補助を行うことを業とする者をいう。

● 第二章　免許

保健師・助産師・看護師・准看護師の免許やその取得方法、免許が与えられない場合、免許を取り消される場合について定めています。

第七条

看護師になろうとする者は、看護師国家試験に合格し、厚生労働大臣の免許を受けなければならない。

● 第三章　試験

保健師・助産師・看護師・准看護師の、それぞれの免許を取得するための試験について定めています。

第十七条

保健師国家試験、助産師国家試験、看護師国家試験又は准看護師試験は、それぞれ保健師、助産師、看護師又は准看護師として必要な知識及び技能について、これを行う。

● 第四章　業務

保健師・看護師・准看護師それぞれがおこなえる業務や、保健師・看護師・准看護師の守秘義務について定めています。

第四十二条の二

保健師、看護師又は准看護師は、正当な理由がなく、その業務上知り得た人の秘密を漏らしてはならない。保健師、看護師又は准看護師でなくなつた後においても、同様とする。

● 第五章　罰則

保健師助産師看護師法の内容に反した場合の、罰則について定めています。

Chapter 5　覚えておきたい看護師の歴史と災害看護

大きな災害における看護師の働き

- 災害時において、看護師は被災者のサポートをおこなう
- 各事例における看護師の役割と活躍を知る

被災者の心身を看護する

　災害とは、自然現象の変化、あるいは人為的な原因などによって広範な被害が生じる事態のことです。災害の種類は、次の3つに分類されます。

- **自然災害**　地震や火山噴火など
- **人為災害**　事故やテロなど
- **特殊災害**　戦争などの政治的要因によるもの

　看護師は、被災者のためにさまざまな看護をおこなうことになります。災害時には、肉体的・精神的苦痛を受けた被災者が発生し、**医療器材や薬品が不足する中での診察や処置、被災者の精神的なサポートが必要になります**。電気・ガス・水道などのライフラインが遮断された環境で、衛生悪化を防ぐための保健衛生活動もおこないます。

◆インデックス

- ◆自然災害事例（地震）→ 東日本大震災 …………… P.129
- ◆自然災害事例（台風）→ 伊豆大島土砂災害 …… P.130
- ◆人為災害事例（テロ）→ 地下鉄サリン事件 …… P.131
- ◆人為災害事例（事故）→ JR福知山線脱線事故 … P.132
- ◆特殊災害事例（戦争）→ イラク戦争 …………… P.133

【自然災害事例（地震）】
東日本大震災

DATA
日時　2011年3月11日
場所　震源地／太平洋の三陸沖　被災地／東北・関東の太平洋沿岸
被害　死者・行方不明者18,470人
　　　建築物の全壊・半壊398,997戸
　　　（2015年5月8日時点）

●巨大津波による甚大な被害

岩手県三陸沖を震源地とするマグニチュード9.0の大地震（東北地方太平洋沖地震）が発生。それに伴い、巨大な津波が起こり、東北から関東地方の太平洋沿岸部に壊滅的な被害をもたらした。

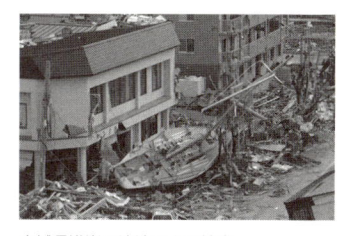

宮城県沿岸の津波による被害

●避難所での支援活動

多くの被害者を出しながらも、緊急性の高い負傷者が少なかったため、**現地の看護師はもちろんのこと、全国から派遣された看護師が、避難している被災者たちの医療・介護の補助や精神的なサポート、感染症予防のための環境衛生指導などを中心に活動した。**

また、病院や避難所で、避難者と医療関係者の情報集約や、看護師派遣の連絡・調整をおこなった。水道や電気、ガスなどのライフラインや医療設備が整わない状況下で、看護師は多くの事柄に臨機応変に対処した。

まとめ

- 大規模な震災だが、緊急性の高い負傷者が少なかった
- 看護師は被災者の心身の支えにもなる
- 被災地では、看護師は医療以外のことにも関わるので、さまざまな知識と臨機応変な行動が求められる

【自然災害事例（台風）】
伊豆大島土砂災害

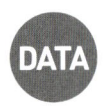

DATA
日時　2013年11月16日
場所　伊豆大島
被害　死者36人　行方不明者3人

●豪雨によって土石流が発生

　台風26号が伊豆大島北部を通過。観測史上最大の24時間降水量824mmを記録した豪雨により、三原山中腹が崩落して土石流が発生した。いくつかの集落が土石流に飲み込まれ、大きな災害を引き起こした。

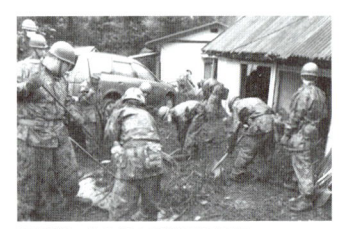

自衛隊による行方不明者の捜索

　大島は三原山の噴火災害と向き合ってきた歴史があるが、土砂災害は80年近く起こらなかったため、行政や住民にとっては想定外の災害だった。

●避難所での支援活動

　土砂災害の発生に伴い、東京都の災害派遣医療チーム「DMAT（ディーマット）」が大島に派遣され、自衛隊とともに救助活動にあたった。
　DMATは、地域の救急医療体制だけでは対応できないほどの大規模災害や事故の現場へ派遣され、医療活動をおこなうチームで、医師・看護師・救急救命士・薬剤師・事務員など、多様な医療従事者で構成されている。ちなみに、DMAT所属の看護師になるには、DMATが指定する医療機関に勤めている看護師の中から選抜された後に、DMATを統括している災害医療センターで講習を受け、修了試験に合格しなければならない。

まとめ

- 想定の難しい災害への対処が、今後の防災のテーマになった
- 大規模災害に出動するDMATが、この災害に派遣された
- DMATに所属する看護師になるには、講習会を受け、修了試験に合格する必要がある

【人為災害事例（テロ）】
地下鉄サリン事件

DATA
日時　1995年3月20日
場所　東京都の地下鉄車内
被害　死者13人　重軽傷者およそ6,300人

●一般市民に化学兵器が使われた

東京都内の地下鉄で、化学兵器として使用される神経ガスのサリンが散布された。警視庁は、新興宗教団体オウム真理教による組織的な犯行と断定。同教団代表の麻原彰晃（本名・松本智津夫）と教団幹部らを殺人などの容疑で逮捕した。戦後最大級の無差別殺人行為であり、大都市で一般市民に対して化学兵器が使われた、人類史上初のテロ事件だった。

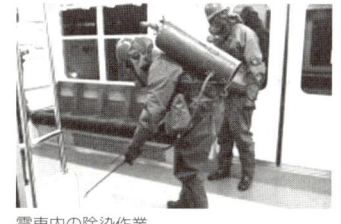

電車内の除染作業

●混乱の中での役割分担

事件の発生当初には、サリンによる被害であることが不明であり、サリンによるものであることが判明した後も、**これまでに対処したことのないような症状を示す被害者が運ばれてきたことで、医療現場は混乱した。**

医師と看護師たちは迅速にトリアージ（→P.105）と診断をおこないつつ、情報を収集。カルテが足りなくなると、患者の首に病歴を書いた紙を下げるなどの緊急の措置がとられた。また、**家族へ連絡するのための電話の貸し出しを看護師が担当するなど、役割分担が明確に決められた。**

まとめ

- 史上初の神経ガスによる無差別テロ事件
- 被害者を受け入れた病院では、すべての診療科の医師・看護師が対応にあたることになった
- 看護師がサリン中毒のような未知の症状に的確に対応するには、冷静な判断力が必要になる

【人偽災害事例（事故）】

JR福知山線脱線事故

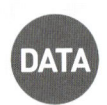

DATA
日時　2005年4月25日
場所　兵庫県尼崎市
被害　死者107人　負傷者562人

●JR民営化後の最悪の事故

　兵庫県尼崎市のJR福知山線塚口―尼崎間で、快速電車が制限速度を大幅に超えてカーブに進入。前方の5両が脱線し、先頭の2両が線路脇のマンションに激突し、大破した。

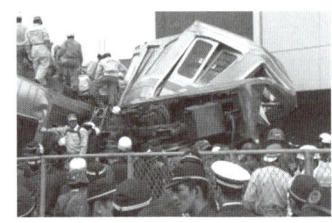

マンションに衝突した車体

●トリアージの重要性

　事故現場に集められた医師や看護師たちは、症状の緊急度によって負傷者をより分けるトリアージ（→P.105）をおこなった。

　日本では、阪神・淡路大震災において、医療資材（医療スタッフや医薬品など）が限られた中で、救命の優先順位をつける必要に迫られたことから、分類された負傷者につけるトリアージタッグの書式を、総務省消防庁が規格として統一することになった。

　トリアージの分類では、救命や搬送の処置は、緊急性の高い負傷者を優先する。 また、救命の見込みがない負傷者には処置を原則おこなわないことになっている。

まとめ

- 狭い範囲において、多くの負傷者が出た事故
- トリアージは大規模な災害で、負傷者を1人でも多く救うための方法である
- トリアージタッグの書式は、阪神・淡路大震災以降に総務省消防庁が規格として統一した

【特殊災害事例（戦争）】

イラク戦争

DATA
日時　2003年3月11日～2011年12月15日
場所　イラク共和国

●アメリカ中心の有志連合がイラクへ

　湾岸戦争で敗戦国となったイラクには、国連安保理決議により、大量破壊兵器の保有の禁止が義務づけられた。しかし2003年、イラクの大量破壊兵器を理由に、アメリカ主体の有志連合がイラクを攻撃してフセイン政権を崩壊させる。その後、連合国によりイラクの復興が開始されたが、インフラや医療施設の整備の遅れなどでイラク国民の反発を招き、治安は悪化。旧イラク軍の抵抗や、武装集団によるテロ行為も増加して、戦闘状態が継続した。2010年にアメリカのオバマ大統領が「終結宣言」を発表、2011年12月に米軍がイラクから完全撤収した。

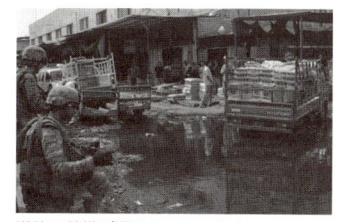

道路の整備が遅れるイラク国内

●紛争地における国際医療活動

　湾岸戦争後の長期にわたる経済制裁やその後の混乱により、イラクでは医療施設やライフライン（水道や電気、道路などの、生活に必要な設備）が十分に整わず、市民生活は悲惨な状況に置かれた。こうした**紛争地での国際医療活動や人道支援に多くの日本の看護師が参加し、通常の医療業務だけでなく、看護師への教育・指導もおこなった**。また、看護師による医療現場の状況報告が、今後の救援復興の具体的な支援計画につながっている。

まとめ

- 長期化した戦闘のためにライフライン・医療施設の不備が起こった
- 紛争地での看護師の活動には、現地の看護教育や指導も含まれる
- 医療現場の状況報告も、看護師の任務になった

看護の歴史と災害看護
理解度チェック問題

問1 次の問題に答えなさい。

❶ 近代看護の母と呼ばれる人物の名前を答えなさい。

❷ 看護の重要性を世に知らしめることになった、1854年に起きた戦争の名前を答えなさい。

❸ 1860年に、世界最初の看護学校が設立された都市はどこか。

❹ 日本で「看護婦」の名称が定着することになった、1915年に制定された法律の名称を答えなさい。

❺ 1948年にアメリカ指導の下で制定された、看護婦に関する法律の名称を答えなさい。

問2 次の文章は保健婦助産婦看護婦法についてのものである。正しいものに○、間違っているものに×をつけなさい。

❶ 看護師以外の職業については制定されていない。

❷ 第四章では、守秘義務について定めている。

❸ 保健婦助産婦看護婦法の内容は、看護師の国家試験でも出題されることがある。

答え

問1 ❶ フローレンス・ナイチンゲール ❷ クリミア戦争 ❸ ロンドン ❹ 看護婦規則
　　❺ 保健婦助産婦看護婦法
問2 ❶ × ❷ ○ ❸ ○

問3 以下の災害に関する文章の下線部に入る語句を答えなさい。

1. 災害とは、❶_____の変化や人為的な原因によるものである。
2. 災害の種類は、大きく❷__種類に分けられる。
3. 地震や火山の噴火など、自然にまつわる災害は❸_____と呼ばれる。
4. 災害の中でも、テロや事故などの災害は❹_____に分類される。
5. 政治的要因による騒乱などによって引き起こされる災害は❺_____という。
6. 災害時、看護師は被災者の手当てや処置だけでなく、❻_____なサポートもおこなうことになる。

問4 次の文章は東日本大震災に関するものである。下線部に入る語句を答えなさい。

1. 2011年❶__月❷____日に、三陸沖が震源地であるマグニチュード❸_____の地震が発生した。
2. それに伴う巨大な❹____により、東北から関東地方にかけての太平洋沿岸部に壊滅的な被害をもたらした。
3. 多くの被災者を出しながらも、緊急性の高い❺_____が少なかった。
4. 看護師は、被災者たちの身体的・精神的なサポートのほかに、❻_____予防のための環境衛生指導などを中心に活動した。

答え

問3 ❶自然現象 ❷3 ❸自然災害 ❹人為災害 ❺特殊災害 ❻精神的
問4 ❶3 ❷11 ❸9.0 ❹津波 ❺負傷者 ❻感染症

問5　伊豆大島土砂災害についての次の問題に答えなさい。

❶ 原因となったのは、2013年の何号の台風か答えなさい。

❷ 災害の大きな要因は、豪雨によって何が発生したためか答えなさい。

❸ ❷が発生した場所を答えなさい。

❹ これまで、伊豆大島で頻繁に起きていた自然災害は何か。

❺ この災害において派遣された、東京都の災害派遣医療チームの名称を答えなさい。

問6　以下の災害派遣医療チーム「DMAT」に関する文章の下線部に入る語句を答えなさい。

1. DMATは、地域の救急医療体制だけでは対応できないほどの❶_____に派遣される医療チームのことである。

2. 被災地などに派遣されたDMATは、現場で❷_____をおこなう。

3. DMATは、医師、❸_____、救急救命士、薬剤師、事務員などの、さまざまな❹_____で構成されている。

4. DMATに所属できる看護師は、DMATが指定する❺_____に勤めている看護師の中から選抜される。

5. 選抜された看護師は、DMATを統括している❻_____で講習を受け、修了試験に合格しなければならない。

答え

問5 ❶台風26号　❷土石流　❸三原山（中腹）　❹（三原山の）噴火　❺DMAT
問6 ❶大規模災害　❷医療活動　❸看護師　❹医療従事者　❺医療機関　❻災害医療センター

問7　次の文章は、地下鉄サリン事件についてのものである。{　}内で正しいほうを選びなさい。

❶ 1995年3月20日、東京都内の地下鉄において、{ **催眠ガス・神経ガス** }のサリンが散布される事件が起こった。

❷ 警視庁の捜査により、{ **新興宗教団体・政治組織** }オウム真理教の事件への組織的関与が判明した。

❸ 大都市における一般市民への{ **化学兵器・生物兵器** }が使われた人類史上初のテロ事件である。

問8　以下のトリアージに関する文章の下線部に入る語句を答えなさい。

1. トリアージとは、災害による負傷者を、助かる見込みのある人を優先的に治療・搬送するために❶＿＿＿することである。

2. トリアージは、症状の❷＿＿＿＿によって❶＿＿＿をおこなう。

3. トリアージタッグの書式は、❸＿＿＿＿＿＿＿によって統一されている。

問9　イラク戦争に関する次の問題に答えなさい。

❶ イラク戦争の結果、イラクの政権が崩壊した。そのときの政権名を答えなさい。

❷ 2010年にイラク戦争の「終結宣言」を出した、アメリカの大統領の名前を答えなさい。

答え

問7 ❶ 神経ガス　❷ 新興宗教団体　❸ 化学兵器
問8 ❶ 分類　❷ 緊急度　❸ 総務省消防庁
問9 ❶ フセイン政権　❷ オバマ大統領

Column 6

看護師インタビュー⑥
「看護師になってよかった」と思う瞬間

Q. 看護師として働いて、忘れられないエピソードはありますか?

Pさん
　毎日バタバタと仕事をこなしていた看護師3年目のときに、ふと「私ってちゃんと看護師の仕事ができているのかな?」と疑問に思ったことがありました。そんなとき、長期入院をしている患者さんに、「いつも笑顔のあなたがいるから、私はここの入院生活がつらくないんだよ」と言ってもらえたんです。とても励まされ、自信にもなりました。

Qさん
　危篤状態だった患者さんが、目を開いた瞬間は忘れられません。そのときは、回復を信じて患者さんを見守り続けていたご家族と一緒に、うれし涙をこぼしてしまいました。しかも、患者さんが意識を取り戻してしばらくしてから、私に「ありがとう」と言ってくれたんです。本当にうれしくって、今も心の支えになっているエピソードです。

Rさん
　緩和ケア病棟にいたとき、私が担当していた患者さんが亡くなりました。後日ご家族から、患者さんが生前に書かれていた手紙をもらったんです。そこには「あなたのおかげで、痛みや苦しみがつらくなかった」と書かれていました。患者さんの支えになれていたことがうれしくって、看護に迷ったときには、その手紙を読み返しています。

Chapter 6

看護師の専門常識・基礎知識

覚えておきたい一般常識
国語・英語・数学・生物・化学

看護師は、常に人とのコミュニケーションが必要になる職業です。また、カルテの記入などさまざまな場面で一般知識が必要とされるため、早めの学習を心がけ、しっかり身につけておきましょう。

> Chapter6では、看護師ならよく目にする漢字・用語のほかに、実用的な会話例を挙げています。見慣れない言葉も多いかもしれませんが、読み書きできるようになっておきたいものばかりです。

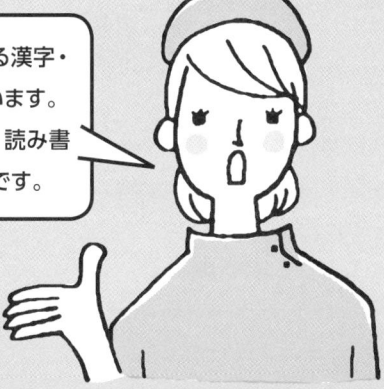

Chapter 6 覚えておきたい一般常識　国語・英語・数学・生物・化学

看護師に必要な国語力

- わかりやすい言葉を使うことがコミュニケーションの第一歩
- 難読漢字の読みや意味、言い換え語を把握して、看護師の学習に活かす

理解力・読解力をみがいておこう

　看護師は、ともに働く看護師や医師たちとコミュニケーションをとりながら、看護にあたります。また、患者に対しては症状の説明や看護の内容などを明確に伝えなければならず、看護のさまざまな場面でコミュニケーション能力が必要とされます。

　看護師は、コミュニケーションの基本となる「話す」「聞く」「読む」の力を正しく身につけなければなりません。医師、患者に正確な情報を伝え、相手の話を間違いなく聞き取ることで、医療に関するミスを防ぐこともできます。

　まずは日常でよく用いる漢字や熟語を覚え、さらに読解力・理解力を高めるようにしましょう。

こんな場面で役立つ！

看護学校で
- 学習の際に正しい理解ができるようになる。
- 実習先で、指導者や患者の話を聞き取る準備ができる。

医療現場で
- 同僚の看護師や医師たちと、正しい意思疎通ができるようになる。
- 患者に診察・治療について説明するときに活用する。

看護師として読めるようにしておきたい漢字

体の部位や症状、病名などには、日常あまり使わない漢字が多くあります。看護学校の講義でも、難しい漢字を用いた医療用語がでてくるので、学習をスムーズに理解して進めるためにも、体の部位・病名・症状名の難しい漢字の読みに慣れておきましょう。

● 体の部位についての難読漢字

漢字	読み	意味
睫毛	しょうもう	まつげ
眼瞼	がんけん	まぶた
上顎	じょうがく・うわあご	上あご
頬骨	きょうこつ・ほおぼね	ほおの骨
踵骨	しょうこつ	かかとの骨
脊髄	せきずい	脳と体の各部位の間を往来して、指令を伝える器官
頸動脈	けいどうみゃく	頭部に血液を運ぶ動脈
血漿	けっしょう	血液の成分のひとつ
胆嚢	たんのう	肝臓でつくられた胆汁をためておく器官
膝蓋骨	しつがいこつ	ひざの前面にある円状の骨
母趾	ぼし	足の親指
腹腔	ふくこう・ふくくう	胃や肝臓などの内臓が入っている胴の内部

● 症状・原因についての難読漢字

漢字	読み	意味
欠伸	けっしん・あくび	あくび
耳漏	じろう	耳だれ
眩暈	げんうん・めまい	めまい
罹患	りかん	病気にかかること
狭窄	きょうさく	すぼまって狭いこと
褥瘡	じょくそう	床ずれ
剖検	ぼうけん	解剖して調べること
吻合	ふんごう	血管や神経を接続すること

● 体の位置や姿勢に関する難読漢字

漢字	読み	意味
側臥位	そくがい	横を向いた状態で寝ている姿勢。
仰臥位	ぎょうがい	上を向いた状態で寝ている姿勢。
腹臥位	ふくがい	腹を下にして（うつ伏せ）、顔を自然な形で横に向けている姿勢。
半座位	はんざい	上半身を45度にまで起こした姿勢。ファーラー位ともいう。
起座位	きざい	上半身を90度にまで起こし、枕やクッションに寄りかかったような前かがみの姿勢。
端座位	たんざい	ベッドなどに腰掛けて、足を下ろしている姿勢。
長座位	ちょうざい	両足をのばして座っている姿勢。

わかりやすい言葉に言い換えて伝える

　看護師が使う医療用語は、医療従事者の間では通じても、患者や家族には伝わらないことがあります。患者に対しては、専門的な言葉や語句は使わずに、理解しやすい言葉に言い換えて伝える必要があります。特に高齢者は、カタカナ用語や略語を苦手とする傾向がありますので、わかりやすい日本語に言い換えるようにしましょう。

● 症状・状況の言い換え

- 褥瘡（じょくそう）→床ずれ
- 水疱（すいほう）→水ぶくれ
- びらん→ただれ
- 浮腫（ふしゅ）→むくみ
- 嚥下（えんげ）→飲み込み
- 擦過創（さっかしょう）→すり傷

● 医療機関で用いられる語の言い換え

- 既往歴（きおうれき）→過去にかかった病気
- 抜糸（ばっし）→患部を縫い合わせた糸を抜く
- 剃毛（ていもう）→毛を剃る
- 治癒（ちゆ）→傷病が治る
- 清拭（せいしき）→体をタオルなどでふく
- 散剤（さんざい）→粉状の薬
- 予後（よご）→今後の病状についての見通し

● カタカナ用語の言い換え

- リカバリールーム→回復室
- エコー→超音波
- クラーク→受付の事務員
- イレウス→腸閉塞
- エビデンス→治療に関する科学的、医学的根拠

Chapter 6　覚えておきたい一般常識　国語・英語・数学・生物・化学

看護師に必要な英語力

● 患者や医療スタッフにも外国人が増えている
● よく使うフレーズを覚え、看護の場面で役立てる

看護師に英語力が必要になる

　日本語を話せない外国人が医療機関に訪れることが増えており、英語をはじめとする外国語で対応しなければならない場面が多くなっています。

　また、厚生労働省は2008年度から外国人看護師・介護福祉士候補者の受け入れを開始し、2014年度までにインドネシア・フィリピン・ベトナムの3か国から看護師候補者839人、介護福祉士候補者1,538人を日本国内に受け入れています。

　今後も増加するが予想される外国人の患者やスタッフと正しいコミュニケーションをとるためにも、看護師には語学力が求められつつあります。まずは、英会話の基礎を身につけて、外国人の患者やスタッフと対話できるようになりましょう。

こんな場面で役立つ！

| 看護学校の受験 | ● 受験科目に英語があるので、入試対策に有効。 |

| 医療現場で | ● 外国人患者とのやりとりに活用できる。
● 外国人スタッフとの会話に用いる。 |

問診で用いる英会話フレーズと英単語

● 英会話のフレーズ

今日はどうなさいましたか?
How are you feeling today?

血圧を計ります。
I'll measure your blood pressure.

いつから熱が出ていますか?
From when have you had a fever?

このような症状は以前もありましたか?
Have you had these symptoms before?

持病はありますか?
Do you have any chronic disease?

今までに何か手術を受けたことはありますか?
Have you ever had any operations?

● よく使う英単語・英熟語

頭痛	headache	熱	fever
腹痛	abdominal pain	風邪	cold
めまい	dizzy	せきが出る	cough
しびれ	numbness	のどの痛み	sore throat
下痢	diarrhea	鼻水	runny nose
吐き気	nausea	高血圧	high blood pressure
寒け	chilliness	糖尿病	diabetes

診察室・検査室での英会話フレーズと英単語

● 英会話のフレーズ

○○さん、中にお入りください。
Mr. (Mrs.) ○○. Come in, please.

深呼吸をしてください。
Take a deep breath, please.

息を止めてください。
Hold your breath, please.

後ろを向いてください。
Please turn your back.

ベッドに横になってください。
Please lie on the bed.

終わりましたので服を着てください。
That's all. Please put on your clothes.

● よく使う英単語・英熟語

呼吸	breathe	脚	leg
うつ伏せ	lie face down	太もも	thigh
仰向け	lie on your back	ひざ	knee
上半身裸	strip to the waist	血液検査	blood test
のど	throat	尿検査	urine test
肩	shoulder	X線	X-ray
腹	abdomen	胃カメラ	gastrocamera

処置室での英会話フレーズと英単語

● 英会話のフレーズ

注射をします。
I'll give you an injection.

右（左）手を出してください。
Right (Left) hand, please.

袖をまくり上げてください。
Please roll up the sleeve.

強くこぶしを握ってください。
Make a tight fist.

診察が終わりました。
That's all. Thank you.

待合室でお待ちください。
Please wait at the waiting room.

● よく使う英単語・英熟語

注射	injection, shot	包帯	bandage
消毒液	antiseptic solution	ギプス	plaster cast
脱脂綿	absorbent cotton	カルテ	medical records
筋肉注射	intramuscular injection	会計	cashier
静脈注射	intravenous injection	診療費	doctor's fee
皮下注射	subcutaneous injection	処方箋	prescription
点滴	intravenous drip	薬局	pharmacy

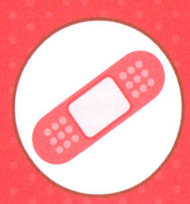

Chapter 6 覚えておきたい一般常識　国語・英語・数学・生物・化学

看護師に必要な数学力

- 基礎的な数学の知識は、看護学校でも実践の場でも活用できる
- 薬液の作成や点滴滴下計算には、数学の知識が欠かせない

正しい処置をするには基礎計算力が必要

　看護学校では理系中心の授業をおこないますので、多くの学校では試験科目にも数学が含まれていますし、実際の医療現場でも数学の知識は必要です。基本的には、基礎数学が習得できていれば問題ありませんが、専門的な分野を学んだり、細密なデータを読み取れるようになるには、高度な数学力が必要な場合もあります。また、医療現場では、薬品などにさまざまな単位が用いられるため、単位変換の知識も必要になります。

　どんな分野の看護師を目指すにしても、指示された注射液や薬品を正しく用意するには、基礎的な計算力が必要なので、ここでは濃度計算や点滴滴下計算、比例計算、単位変換の方法を確認しておきましょう。最低限の公式を丸暗記するだけでも、看護師に必要な数学の知識の基礎力になるので、今のうちに覚えておきましょう。

こんな場面で役立つ！

看護学校の受験
- 試験科目に数学があるので、入試対策に有効。

医療現場で
- 薬液の作成や点滴滴下計算に活用できる。
- 数学的知識が、正しい処置の実践を支える。

濃度計算の方法

医師からの指示に沿って、正しく希釈液や薬液を作る際に必要なのが、「濃度計算」です。これは小中学校レベルの数学ですが、間違えてしまうと、重大な医療ミスにもつながります。決して甘く考えず、もう一度しっかり知識を確認し、計算力を高めましょう。

濃度計算の基本

溶液＝溶質＋溶媒

食塩水にたとえると

食塩水は食塩が水に溶けているものなので
食塩水（溶液）＝ 食塩（溶質）＋ 水（溶媒）

覚えておきたい濃度計

① 濃度（％）＝溶質の量÷溶液全体の量×100
② 溶質の量＝溶液全体の量×（濃度（％）÷100）
③ 溶媒の量＝溶質の量÷（濃度（％）×100）－溶質の量

例題1

200gの水に50gの食塩を加えて食塩水をつくった場合の濃度は？
溶質の量（食塩50g）÷溶液全体の量（食塩50g＋水200g）×100
➡ ＝濃度20％

例題2

20％の食塩水200gに含まれている食塩の量は？
溶液全体の量（200g）×（濃度（20％）÷100）
➡ ＝溶質（食塩）の量40g

例題3

食塩50gで濃度20％の食塩水をつくる場合の水の量は？
溶質の量（食塩50g）÷（濃度（20％）÷100）－溶質の量（食塩50g）
➡ ＝溶媒（水）の量200g

点滴滴下計算に必要な数学

患者へ点滴処置をおこなう際、**患者の年齢や体調、1日の点滴総量、注入時間などに合わせて、点滴の滴下数や速度を計算します。これが「点滴滴下計算」です。** どんな看護師でも習得しなければならない基本知識で、看護師国家試験にも必ず出題されます。

間違えると、命に関わる重大な事故にもつながるので、学校でも学習しますが、どんな計算なのかを今から理解しておけば、より授業内容が理解しやすくなります。

1分間の滴下数の求め方

滴下速度（滴/分）
＝（総輸液量mℓ×輸液セット1mℓあたりの滴下数）滴
　÷所要時間（時間）×60（分）

- 成人用輸液セット：1mℓあたり20滴
- 小児用輸液セット：1mℓあたり60滴

例題

成人に500mℓの点滴を2時間おこなうときの滴下数は？

〈考え方〉
- 総輸液量は500mℓ
- 輸液セット1mℓあたりの滴下数は、成人なので20滴
- 所要時間は2時間＝120分

よって、式にあてはめると

（500mℓ×20滴）÷120分＝83.3333
答え：約83滴

参考

● 滴下速度の求め方
　全体の薬剤量：全体の薬液量＝1分あたりの薬剤量：1分あたりの薬液量

薬液作りで必要な比例計算

注射液の薬液量を求めるときや、点滴の滴下速度を求めるときなど、**看護師の仕事の中では「比例計算」をする場面が多いものです**。比例計算の基礎を、正しく覚えておきましょう。

比例計算の基本

$$A:B = x:y$$

2つの比、A：B と $x:y$ が等しいとは、
A に対する B の割合が、x に対する y の割合と同じということ。

例題

5 mg の薬量を含んだ 2 mℓ の注射液がある。患者に 3 mg を注射したい場合、注射液を何 mℓ 用意すればよいか？

〈考え方〉
- 注射液 2 mℓ に含まれている薬剤の量は 5 mg
- 用意したい注射液の量は x で注射する薬剤の量は 3 mg

よって、式にあてはめると　2 mℓ：5 mg ＝ x：3 mg なので、$5x = 6$

つまり、$x = 6/5$ になるので、**答え 1.2 mℓ**

覚えておきたい単位変換

看護師の医療ミスで最も多いのが、投薬・与薬ミスです。その原因のひとつが単位の読み間違いや変換のミスによる分量の間違いです。**単位をそろえたり、量を重さに変換したりするなどの、単位変換の基本を覚えましょう。**

単位の基本

1 kg ＝ 1000 g
1 g ＝ 1000 mg
1 mg ＝ 1000 μg
1 ℓ ＝ 1000 mℓ
1 mℓ ＝ 1000 μℓ

量を重さに、重さを量に変換する

● 水の場合
1 cc ＝ 1 mℓ ＝ 1 g ＝ 1000 mg

● 水以外の場合
重さ〔g〕÷比重＝量〔mℓ〕
量〔mℓ〕×比重＝重さ〔g〕

Chapter 6　覚えておきたい一般常識　国語・英語・数学・生物・化学

看護師に必要な生物・化学力

- 人体に関する生物・化学の知識は、看護師にとって不可欠
- 感染症や代謝の知識を把握して、看護学校での学習に役立てる

看護師にとって重要な生物・化学の知識

　私たちは人間という「生物」であり、病気になったり治ったりするのも、生物の体内の仕組みが関係しています。また、病気やけがを治すには、薬剤などの「化学」の力を用いることが多いため、**医療の現場では生物・化学の知識が必要不可欠です。**

　受験する学校によって違いますが、看護学校の試験科目にも生物や化学が含まれていることが多いです。入学後も、解剖学・生理学・微生物学など、実際に看護をおこなう際の根拠として活用できる生物・化学関連の授業が中心になります。

　看護師としての専門的な生物や化学の知識を身につける前に、私たちにとって身近な生物・化学の基本要素である、感染症の原因・症状や、代謝についての知識を確認しておきましょう。

こんな場面で役立つ!

看護学校で	● 看護学校の講義が理解しやすくなる。 ● 国家試験の対策として活用できる。
医療現場で	● 感染症の患者への対処。 ● 体内の仕組みの理解。

主な感染症の原因・流行時期・症状

　感染症とは、ウイルスや細菌などの病原体が体内に侵入して起こる疾患で、風邪も感染症のひとつといえます。感染症は、ときには爆発的に流行し、医療機関も感染症患者であふれることがあります。数ある感染症の中でも、日本で流行しやすいものを覚えておきましょう。

インフルエンザ

〈原因〉　インフルエンザウイルスの感染
〈流行時期〉通年（特に12～3月頃）
〈症状〉　高熱（38～40度）、頭痛、筋肉痛、のどの痛み、せき、たん、全身の倦怠感など

急激な高熱を発することが最大の特徴で、流行するウイルスの型が毎年異なる。高齢者や乳幼児などが感染すると重症化することがあり、脳の組織（神経細胞など）に障がいを及ぼすインフルエンザ脳症を引き起こす可能性がある。

アデノウイルス

〈原因〉　アデノウイルスの感染
〈流行時期〉通年
〈症状〉　咽頭炎、結膜炎、発熱（38～40度）のほか、肺炎、胃腸炎など

主に子どもが感染するが、大人も注意が必要。アデノウイルスには51種類の型があり、その型によって症状が異なる。夏に流行する「プール熱（咽頭結膜熱）」も、アデノウイルスのうち「3型」の感染によるものとされている。

細菌性食中毒

〈原因〉　サルモネラ、腸炎ビブリオ、カンピロバクター、腸管出血性大腸菌（O-157）など
〈流行時期〉通年（特に7～10月頃）
〈症状〉　下痢、腹痛、発熱、嘔吐など

細菌やウイルスに汚染された食品や水を摂取して起こる胃腸炎。不特定多数の人が同時期に同じ物を食べたときに、集団感染を起こすことがある。症状は病原体によって多少異なるが、下痢・腹痛・嘔吐が起こることが多い。

ノロウイルス

〈原因〉　ノロウイルスの感染
〈流行時期〉通年（特に冬場）
〈症状〉　吐き気、嘔吐、下痢、腹痛など

経口感染による食中毒の一種で、感染経路はノロウイルスを含んだ食物・飲料を摂取した場合と、感染者の糞便や吐瀉物などを介した場合に分かれる。高齢者や子どもがかかると、脱水症状を起こして重症化することがある。

ロタウイルス

〈原因〉　ロタウイルスの感染
〈流行時期〉通年
　　　　　（特に冬場）
〈症状〉　吐き気、嘔吐、下痢、
　　　　　腹痛など

主に乳幼児が感染する。乳幼児がかかる冬場の嘔吐下痢症の約80％は、ロタウイルスが原因。極度の嘔吐と下痢による脱水症状を引き起こすことがある。

はしか

〈原因〉　麻しんウイルス
〈流行時期〉春〜初夏にかけてが多い
〈症状〉　発熱・せき、鼻水、
　　　　　結膜炎など

主に子どもが感染する。高熱が2〜3日間続くと一旦下がり、口の中に白い斑点が出現する。その後、再び高熱が出て、全身に赤い発疹が出る。

風しん

〈原因〉　風しんウイルス
〈流行時期〉春〜初夏にかけてが多い
〈症状〉　軽い風邪のような症状と発熱

主に子どもが感染するが、大人も注意が必要。小さく赤い発疹が顔から出始め、全身に広がる。妊娠初期に感染すると、胎児に異常が出る可能性がある。

おたふくかぜ（流行性耳下腺炎）

〈原因〉　ムンプスウイルス
〈流行時期〉通年
〈症状〉　軽い風邪のような症状と発熱

主に子どもが感染する。耳の下やあごの下が腫れるため、疾患名に「おたふく」という名がついている。腫れたところには痛みが発生する。

水ぼうそう

〈原因〉　水痘帯状疱疹ウイルス
〈流行時期〉冬〜春にかけてが多い
〈症状〉　全身に発疹が出る

最初は小さな発疹が数個出て、その後全身に広がる。発疹は次第に透明な液体を含んだ水疱に変化し、その後かさぶたになる。治癒後もウイルスは体内に潜伏し、帯状疱疹を引き起こすことがある。

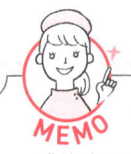

MEMO 感染症の拡大防止・予防も看護師の役目

　感染症については、看護師は感染症患者に対する看護をおこなうだけでなく、感染症の拡大防止にも努めます。医療機関に感染症患者が来院した場合は、すみやかに別室などに案内し、ほかの患者への感染を防止するのはもちろんのこと、せきやくしゃみを発している患者にはマスクの使用をすすめます。また、感染症を未然に防ぐためのうがいや手洗い、予防接種の呼びかけをおこなうことも大切です。

「代謝」の基本を押さえる

すべての生物は、外部から取り入れた栄養素を体内で利用したり、消費したりして生きています。これを「代謝」といい、生き物にとって不可欠な生命活動です。**代謝は体内という「生物」の中で起こる「化学」反応なので、看護学校では「生化学」という分野のひとつとして学習します。**

● 代謝の種類と働き

同化作用 …体をつくる作用

食物を分解して栄養素に変え、脳・内臓・血液・筋肉・皮膚などの各組織に送って、エネルギーとして蓄積する。

この2つは、反対の作用

異化作用 …消費する作用

各組織に蓄積されたエネルギーを、体を動かしたり、体温を保ったりするために利用する。

異化作用は、以下の3つに分けられる。

基礎代謝	生活活動代謝	食事誘導性熱代謝
呼吸や体温調節など、生命維持活動の代謝。	歩く・走るなど、体を動かすときの代謝。	食物を噛む・消化吸収するなど、食事に関わる代謝。

● 代謝の仕組み

代謝は、体内でつくられる「酵素」と「担送たんぱく質」の2つのたんぱく質によっておこなわれる。

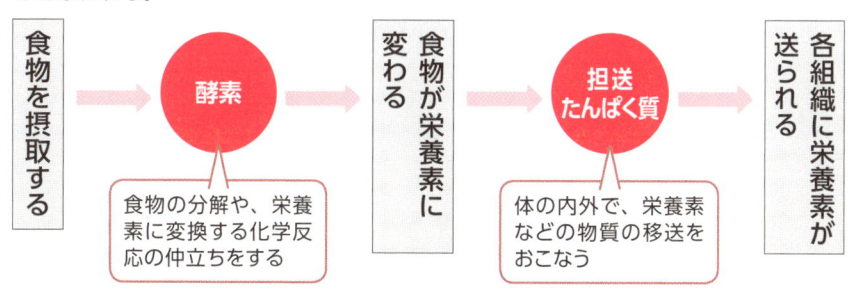

食物を摂取する → **酵素**（食物の分解や、栄養素に変換する化学反応の仲立ちをする）→ 食物が栄養素に変わる → **担送たんぱく質**（体の内外で、栄養素などの物質の移送をおこなう）→ 各組織に栄養素が送られる

国語・英語・数学・生物・化学

理解度チェック問題

問1 次の漢字の読みを答えなさい。

❶ 睫毛　　❷ 眼瞼　　❸ 上顎　　❹ 頬骨　　❺ 脊髄

問2 次の言葉の読みと意味を答えなさい。

❶ 欠伸　　❷ 耳漏　　❸ 眩暈　　❹ 罹患　　❺ 狭窄

問3 次の文章を専門用語を使わずに、患者が理解しやすくなるように書き換えなさい。

❶ 既往歴を教えてください。

❷ 手術前に剃毛処置をおこないます。

❸ 水泡はつぶさないでください。

❹ 両足に浮腫症状が見られます。

答え

問1 ❶ しょうもう　❷ がんけん　❸ じょうがく・うわあご　❹ きょうこつ・ほおぼね　❺ せきずい
問2 ❶ 読み：けっしん・あくび、意味：あくび　❷ 読み：じろう、意味：耳だれ　❸ 読み：げんうん・めまい、意味：めまい　❹ 読み：りかん、意味：病気にかかること　❺ 読み：きょうさく、意味：すぼまって狭いこと
問3 ❶ これまでにかかった病気を教えてください。　❷ 手術前に毛を剃ります。　❸ 水ぶくれはつぶさないでください。　❹ 両足にむくみが見られます。

問4　次の体の位置や姿勢を表す名称を答えなさい。

❶うつ伏せで、顔を横に向けている。

❷上半身を90度に起こして、何かに寄りかかったような前かがみの状態。

❸上を向いた状態で寝る。

❹両足をのばして座る。

❺横を向いた状態で寝る。

❻ベッドなどに腰掛けて、足を下ろす。

❼上半身を45度にまで起こしている。

問5　次の文を英語にしなさい。

❶いつから頭が痛いですか？

❷このような腹痛は、以前にもありましたか？

❸ベッドで仰向けになってください。

❹筋肉注射をします。

❺左手を出してください。

❻薬局でお待ちください。

答え

問4　❶腹臥位　❷起座位　❸仰臥位　❹長座位　❺側臥位　❻端座位　❼半座位

問5（解答例）　❶ From when have you had a headache?
❷ Have you had this abdominal pain before?
❸ Please lie on your back on the bed.　❹ I'll give you an intramuscular injection.
❺ Left hand, please.　❻ Please wait at pharmacy.

問6 次の日本語を英語にしなさい。

① 頭痛　　② 腹痛　　③ めまい　　④ しびれ　　⑤ 下痢
⑥ 吐き気　⑦ 血液検査　⑧ 尿検査　⑨ 注射　⑩ 点滴

問7 次の英語を日本語にしなさい。

① diabetes　② high blood pressure　③ gastrocamera
④ bandage　⑤ plaster cast　⑥ prescription

問8 次の①〜⑤で、正しい答えを1つ選びなさい。

① 300ｇの水に50ｇの食塩を加えて食塩水をつくった場合の濃度は？
　A. 約16％　　B. 約14％　　C. 約7％

② 18％の食塩水200ｇに含まれている食塩の量は？
　A. 36ｇ　　B. 10ｇ　　C. 28ｇ

③ 15％の食塩水を300ｇつくる場合、食塩と水はどれくらい必要か？
　A. 食塩55g・水245g　B. 食塩45g・水255g　C. 食塩30g・水270g

④ 成人に500mlの点滴を5時間行うとき、1分間の滴下数は？
　A. 約25滴　　B. 約13滴　　C. 約33滴

答え

問6 ① headache　② abdominal pain　③ dizzy　④ numbness　⑤ diarrhea　⑥ nausea
　　⑦ blood test　⑧ urine test　⑨ injection, shot　⑩ intravenous drip
問7 ① 糖尿病　② 高血圧　③ 胃カメラ　④ 包帯　⑤ ギプス　⑥ 処方箋
問8 ① B　② A　③ B　④ C

問9 以下のインフルエンザに関する文章の下線部に入る語句を答えなさい。

1. インフルエンザは❶＿＿＿＿＿＿＿の感染が原因で、特に12～3月頃に流行する。

2. 感染すると、❷＿＿＿＿度の高熱、頭痛、筋肉痛、のどの痛み、せき、たんなどの症状がみられる。

3. 高齢者や乳幼児などの抵抗力の弱い人がかかると、❸＿＿＿＿＿することがある。

4. 神経細胞に障害に及ぼす❷＿＿＿＿＿＿＿などを引き起こす可能性もある。

問10 次の❶～❸症状は、どんな感染症の症状を説明しているか答えなさい。

❶ ムンプスウイルスが原因で、1年を通して発症する。耳の下やあごの下が腫れて痛みを発する。

❷ サルモネラ、腸炎ビブリオ、カンピロバクター、腸管出血性大腸菌（O-157）などが原因の胃腸炎。1年を通して発症するが、特に7～10月頃に流行する。

❸ 1年を通して発症して、主に子どもが感染する。咽頭炎、結膜炎、発熱のほか、肺炎、胃腸炎、膀胱炎などの症状も現れることもある。そのウイルスには51種類の型がある。

答え

問9 ❶ インフルエンザウイルス ❷ 38～40 ❸ 重症化 ❹ インフルエンザ脳症
問10 ❶ おたふく風邪 ❷ 細菌性食中毒 ❸ アデノウイルス

Column 7

看護師インタビュー⑦

看護師になってからも勉強は必要?

Q. 将来のために、勉強していることはありますか?

Sさん
ターミナルケア看護論を昨年から勉強しています。きっかけは、緩和ケア病棟勤務になったことです。重い病気を抱えた患者さんが、「生きていてよかった」と思える手助けをしたいと思ったからです。もともと勉強は苦手ですし、仕事の合間に勉強するので結構大変なんですが、患者さんの役に立てるように毎日がんばっています。

Tさん
大学院に通い、看護管理について学んでいます。現在、看護師長という看護師をマネジメントする立場にいるため、スタッフをまとめる管理スキルを磨いておきたいのです。久々に通う学校は新鮮ですが、学生時代とは違って、講義の内容がなかなか頭に入ってこないので困ってしまいます。頭が固くなっているのかもしれませんね。

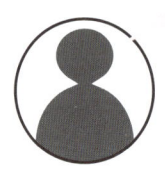

Uさん
呼吸療法認定士の資格をとるために、数ヶ月前から勉強を始めました。循環器科勤務の先輩の看護師に勧められたのです。試験の出題範囲がとても広いので、呼吸全般の幅広い知識をしっかりと頭に入れなくてはならないんです。あまりの大変さにくじけそうになりながらも、先輩に励まされながらがんばって勉強しています。

Chapter 7

看護師の専門常識・基礎知識

覚えておきたい一般常識
言葉遣い・マナー

さまざまな場面で人とやりとりをすることがあり、時に一般教養を問われることもあります。また、パソコンを使用する機会もあるので、きちんとマスターしておきましょう。

> 言葉遣いやマナーを日頃から意識していれば、患者やその家族にも安心した環境を提供することができます。忙しいときこそ、丁寧な対応を心がけることが大切です。

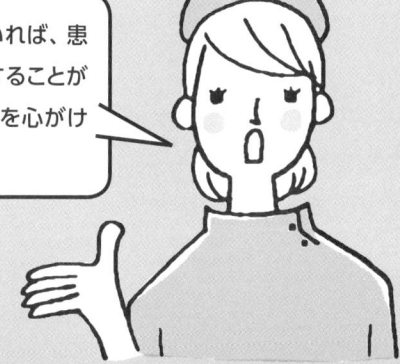

Chapter 7 覚えておきたい一般常識　言葉遣い・マナー

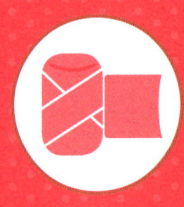

職場での言葉遣い

- 職場での会話は、正しい言葉遣いを心がける
- 尊敬語・謙譲語・丁寧語を、状況に応じて使い分けられるようにする

基本的な敬語の使い方

多くの人が出入りする医療機関では、どこで、誰があなたの話を聞いているのかわかりません。そのため、どんな場所・場面においても、正しい言葉遣いで話す必要があります。**正しい言葉遣いの基礎として、尊敬語・謙譲語・丁寧語のルールを身につけましょう。**

尊敬語・謙譲語・丁寧語のルール

尊敬語　目上の人を持ち上げ、敬う気持ちを表す言葉
- 「れる」「られる」をつける（「見る」→「見られる」）
- 「なさる」「くださる」をつける（「見学する」→「見学なさる」）

謙譲語　自分を一歩下げて、相手に敬意を表す言葉
- 「（させて）いただく」をつける（「書く」→「書かせていただく」）
- 「致す」をつける（「メールをする」→「メールを致す（致します）」）
- 自分の上司のことを外部の人に話す場合は、尊敬語ではなく謙譲語を用いる（「部長の○○から電話を致します」）

丁寧語　存在や動作を丁寧に表す言葉
- 「です」「ます」をつける（「見る」→「見ます」）
- 「お」「ご」などの接頭語をつける（「茶」→「お茶」）

よく使う尊敬語・謙譲語・丁寧語

● 尊敬語と謙譲語の言い換え

	尊敬語	謙譲語
行く	いらっしゃる、行かれる	参る、うかがう
来る	いらっしゃる、お越しになる	参る
言う	おっしゃる	申す
見る	ご覧になる	拝見する
聞く	お聞きになる	うかがう、拝聴する
会う	お会いになる	お目にかかる
帰る	お帰りになる	失礼する
いる	いらっしゃる	おる
食べる	召し上がる	いただく
知っている	ご存知である	存じている、存じ上げている
～する	なさる	致す

● 丁寧語の言い換え

わたし、ぼく→わたくし

わたしたち→わたくしども

誰→どなたさま

きのう→昨日（さくじつ）

きょう→本日（ほんじつ）

あした→明日（みょうにち）

さっき→さきほど

あとで→のちほど

どこ→どちら

どうですか→いかがですか

Chapter 7　覚えておきたい一般常識　言葉遣い・マナー

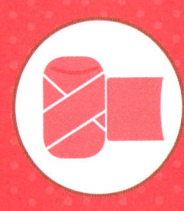

患者への話し方

- 患者を緊張させず、わかりやすい話し方を心がける
- 患者とその状況に合わせた話し方ができるようにする

親しみやすい話し方を心がける

　患者と話すとき、看護師は基本的に敬語を使います。しかし、完璧な敬語を使ってしまうと、患者を緊張させてしまったり、伝わりにくくなることがあります。親しみを感じてもらえるように、敬語をベースにしながらも、やわらかい印象になるように話すことを心がけましょう。**馴れ馴れしい言葉遣いや上から目線の話し方にならないように注意し、さまざまな患者や家族、状況に応じた話し方ができるようにしておきましょう。**

患者に呼びかけるとき

- 成人患者には、必ず苗字で呼びかける。
- 高齢の患者に対して→「おじいちゃん」「おばあちゃん」とは呼ばず、「○○さん」と名前で呼ぶ。
- 子どもに対して→「○○くん」「○○ちゃん」と、親しみをこめて呼ぶ。

患者と話すときの目線

- かがんだり膝を曲げたりして、患者の目の高さに合わせる。
- 患者を見下ろすようにして話してはいけない。

患者との会話におけるマナー

- 圧迫感を与えないように、やわらかい口調を心がける。
- 「タメ口」は失礼にあたる。
- 患者の話は漏らさず聞きとる。

患者が高齢者である場合

- 大きな声でゆっくりと話す。
- 相手が理解するまで待ちながら、話を進める。
- 繰り返し説明することで、理解してもらえる。

患者が子どもである場合

- 緊張をほぐすように、やさしい話し方を心がける。
- 自分の目の位置を、子どもの目線に合わせる。
- 難しい言葉は避け、わかりやすい説明をする。

待合室などの多くの患者がいる場所で

- 患者の個人情報や病状を人前で話さない。
- 大きな声で話すと、ほかの患者の迷惑になることがある。
- 迷惑な行為をしている患者には、静かに注意をする。

ナースステーションで

- 患者が周囲にいなくても、乱暴な言葉遣いはしない。
- 患者の個人情報などの機密情報を話す必要があるときは、声が漏れないように、ドアをしめて小さな声で話す。

Chapter 7　覚えておきたい一般常識　言葉遣い・マナー

社会人としての基本マナー

● 身につけておきたい社会人のマナーを把握する
● 身だしなみと礼儀作法を今から身につけておく

服装と髪型

　看護師は、衛生面と安全面を第一に考えた身だしなみを心がけます。毛髪の落下を防ぐためにも、髪はしっかりとまとめ、菌の温床になりやすいアクセサリーは外します。爪は長くしていると衛生面で問題があるばかりでなく、患者を傷つける可能性もあるので、短く整えます。業務開始前には、看護服やシューズに汚れがないかをチェックします。

　また、通勤時の身だしなみにも気をつけましょう。病院は不特定多数の人が訪れる場所なので、こちらは知らなくても患者があなたの顔を覚えていることもあります。自分を知っている患者と同じ電車に乗り合わせたり、通勤途中の道ですれ違う可能性もあります。**通勤時も看護師であることを意識し、常に見られているという気持ちでいましょう。**

派手なメイクや香りはNG

　勤務時のメイクは、控えめを心がけます。色が濃かったり、ラメが入っているアイシャドウや口紅は、医療現場には不似合いです。また、マニキュアやジェルネイルをして爪をのばすと爪の間に菌が増殖しやすく、また、つけまつげやまつげエクステは落下の危険性がありますので、いずれもおすすめできません。

　香水やアロマ柔軟剤などの香りが苦手な患者もいることも考えられますので、使わないようにしましょう。

看護師の身だしなみチェック

● 業務時の身だしなみ

ヘアスタイル
不自然なパーマは避ける。カラーリングは自然なものにとどめる。

アクセサリー
すべて外す（結婚指輪は許可している医療機関が多い）。

服装
指定の看護服を着用。着崩すことや、アレンジするのは禁止。

靴
指定の靴、もしくはナースシューズなどの動きやすい靴を着用。

香水
不快に感じる患者もいるので、使用しない。

● 通勤時の身だしなみ

ヘアスタイル
寝癖やボサボサ頭での出勤はしない。

アクセサリー
通勤時はつけていてもよい。

香水
ナース服に着替えても香りが残るのでつけない。衣類には、香りの強い柔軟剤を使用しない。

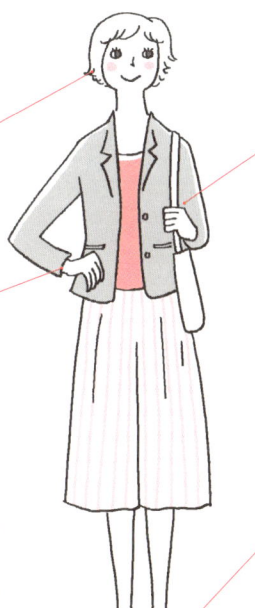

服装
基本的には自由だが、通勤時も患者に見られていることを意識し、清潔感のある服装にする。

靴
華美なものは避ける。ボロボロの靴や泥のついた靴は履かないこと。

― 167 ―

社会人としてのマナー1（遅刻・欠勤）

　日頃から遅刻や欠勤をしないように気をつけるべきですが、やむを得ず遅刻や欠勤をしてしまうときは、速やかに勤務先に連絡を入れましょう。

遅刻をしてしまうとき

- 速やかに連絡を入れる
  → まずはきちんと詫びて、言い訳はせず、正直に遅刻理由を伝える
- 出勤時間を伝える
  → 何時頃に出勤できるか伝える。途中で出勤時間が変わりそうなときは速やかに報告する
- 出勤したら、誠意をもって謝罪する
  → 上司や仲間、自分の代員をしてくれたスタッフには、特に誠意をもって詫びる

欠勤するとき

- 速やかに連絡を入れる
  → 代員スタッフの手配などが発生するので、なるべく早く連絡すること
- 病気やけがで欠勤するときは指示を仰ぐ
  → 感染性の高い病気などの場合は、二次感染を防ぐため、師長や指導者の指示を仰ぐ

社会人としてのマナー2（あいさつ）

あいさつの基本

- 笑顔で：口角を上げてにこやかに
- 相手の目を見て：きちんと相手の目を見て伝える
- 自分から：先にあいさつすることは前向きな姿勢を示す
- いつでも：どんなときでも、誰にでもあいさつをする
- プラスの一言：「今日は天気がいいですね」など一言加える

お辞儀の基本

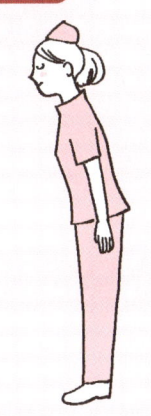

会釈
日常のあいさつに用いるお辞儀。角度は15度。

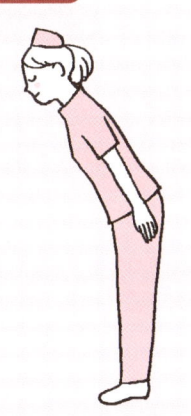

敬礼
目上の人を出迎えるときなどに用いるお辞儀。角度は30度。

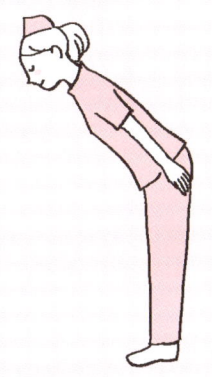

最敬礼
感謝や謝罪などの際のお辞儀。角度は45度。

社会人としてのマナー3（仕事の基本ルール）

● **必ずメモをとる**
指示や連絡の漏れは重大な事故につながるため、常にメモをとるようにする。メモをとった後には、読み返して内容が正しいかを確認する。

● **情報伝達5W1H**
指示や連絡事項は、「5W1H」で整理すると内容が理解できる。相手に連絡事項などを伝える際にも、明確に伝わる。

● **報告・連絡・確認・相談は社会人の基本**
報告や連絡は速やかにおこなう。また、自分で判断できない（してはいけない）ときは、必ず医師や上司に確認・相談する。

5W1H

- Who（誰が）……… 私が
- When（いつ）……… 14時に
- Where（どこに）…… リハビリ室に
- What（どんなもの・人を）…鈴木さんを
- Why（なぜ）……… 歩行訓練のために
- How（どのように）…… 車イスでご案内する

Chapter 7 覚えておきたい一般常識　言葉遣い・マナー

パソコンを使うときのマナー

- パソコン機器を扱うときのルールを理解する
- 患者の個人情報などの管理に十分気をつける

速さよりも正確さを重視

　多くの医療機関では、パソコンやタブレットなどを活用してカルテを電子化し、その情報を医師や看護師の間で共有して治療をおこなっています。間違った情報を入力したり、大切な情報が抜けていたりすると、重大な医療事故につながってしまいます。

　入力などの速さがパソコンスキルとして求められることが多いですが、看護師にとっては、スピードよりも正確さが必要になります。 不明な部分や疑問に感じた部分は確認してから入力し、どんなに急いでいるときでも、必ず最後に見直しをしましょう。

セキュリティ管理は万全に

　看護師は、患者の個人情報を取り扱うことが多いものです。住所や連絡先だけでなく、家族構成や生活環境、体の状態や病状など、患者のプライバシーに触れる情報を扱うため、看護師にはそれらを守る「守秘義務」が存在します（→P.127）。

　さらに、勤務先内部の情報やスタッフの個人情報も、スタッフ同士で共有しますので、情報の漏洩などは絶対にあってはなりません。**内部の機密情報に関わるデータを持ち出すことはせず、ウイルス対策などを万全におこなう**などの、セキュリティ管理を確実におこなうようにしましょう。

気をつけたいパソコンマナー

　電子カルテの入力や報告書の作成など、看護師もパソコンに触れる機会は多く、それぞれの場合に応じた適切なマナーがあります。手書きで文書作成をおこなうよりも、パソコンを利用した方が手軽だからといって、フランクな言葉遣いをしたり、間違ったパソコンやソフトの使い方をしないように、次の点に気をつけましょう。

電子カルテの入力
- ソフトの使い方がわからないときは、先輩や上司に聞く。
- 誰が見てもわかるように入力する。
- どんなに小さくても、不明点や疑問点があったらすぐに確認する。

メールのやりとり
- 古いメールもすぐに見られるようにする。
- 不要なメールは削除し、メールボックスは常に整理された状態にしておく。
- 返信が必要な場合は速やかにおこなう。

文書作成のマナー
- 手書きで書くときと同様の言葉遣いを用いる。
- 医療機関内の親しい人との間でも、くだけた言葉は用いない。
- フォーマットがある場合、規則に従って正しく利用する。

セキュリティ管理
- 席を離れるときは、必ずパソコンにロックをかける。
- 機密事項をあつかうパソコンは、外部のネットワークにつながない。
- 患者の個人情報などの機密事項に関わるデータは外部に持ち出さない。

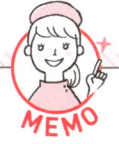

MEMO　SNSに書き込む内容には注意しよう

　多くの人が利用するFacebookやTwitterなどのSNS（ソーシャル・ネットワーク・サービス）は、上手に使えば利用価値の高いツールですが、その半面、掲載する情報についてのトラブルも多いのも事実です。看護師がSNSを利用する場合、患者や勤務先の情報を決してSNSに掲載してはいけません。人の命を扱う看護師としての自覚を持ち、SNSはあくまで個人としてのプライベートな利用にとどめるようにしましょう。

言葉遣い・マナー 理解度チェック問題

問1 以下の行動で、正しいものに○、間違っているものに×をつけなさい。

❶ お年寄りの患者は親しみを込めて「おじいちゃん、おばあちゃん」と呼ぶ。

❷ 看護部長と話すときに、尊敬語で話した。

❸ 看護師長宛の書類を預かったが、忙しいので後で渡せばよい。

❹ 電車の遅延で遅刻しそうなので、自分の指導看護師に連絡した。

❺ インフルエンザにかかったが、皆に迷惑をかけたくないので出勤した。

❻ たとえ数分だけ席を離れる場合でも、パソコンにはロックをかける。

❼ 患者として有名俳優が来院したので、自分のSNSにそのことを書いた。

❽ 初対面の医師について、同僚の看護師に「あの人、誰？」と聞いた。

❾ 外部の業者から看護主任に電話が入ったが、不在だったため、「今、看護主任はいらっしゃいません」と応答した。

❿ 高齢の患者には、大きくはっきりした声で話しかける。

⓫ マニキュアやつけまつげは、看護師の業務中にはしない。

答え

問1 ❶× ❷○ ❸× ❹○ ❺× ❻○ ❼× ❽× ❾× ❿○ ⓫○

問2　次の文で、{　　}内の正しいほうを選びなさい。

❶ 子どもに話しかけるときは、{ A. 子どもの目線まで下がる　B. 無表情で話す } ようにする。

❷ 通勤時の服装は、患者に見られていることを意識し、{ A. おしゃれな　B. 清潔感のある } ものが好ましい。

❸ あいさつは笑顔で { A. 自分から　B. 相手がしてから } するようにする。

❹ 電話の応対は、必ず { A. 笑顔でおこなう　B. メモをとる } ようにする。

❺ 何事も自分で判断できない場合は、{ A. 同僚　B. 上司や医師 } に確認・相談する。

❻ メールはボックスは { A. 未読メールをためた　B. 常に整理された } 状態にする。

❼ 電子カルテに入力するときは、{ A. スピード　B. 正確さ } が重要だ。

問3　次の文を尊敬語に直しなさい。

❶ ○○製薬の佐藤さんが来た。

❷ 学会には何時に行きますか？

❸ 来週の懇親会はキャンセルしますか？

❹ 理事長はリハビリセンターを見たいそうです。

答え

問2 ❶A　❷B　❸A　❹B　❺B　❻B　❼B
問3 ❶ ○○製薬の佐藤様がいらっしゃいました。　❷ 学会には何時に行かれますか？
　　❸ 来週の懇親会はキャンセルなさいますか？
　　❹ 理事長はリハビリセンターをご覧になりたいそうです。

問4　次の文を謙譲語に直しなさい。

❶ 明日、（他院の）鈴木先生に当院に来てもらう。

❷ 私は外科師長を知っています。

❸ この資料を借りてもよいですか？

❹ 看護師ミーティングの件を知っているかと思います。

問5　次の言葉を丁寧語に直しなさい。

❶ 誰　　❷ あとで　　❸ わたし・ぼく　❹ わたしたち　❺ どこ
❻ どうですか　❼ さっき　❽ きのう　　❾ きょう　　❿ あした

問6　看護師の身だしなみについて、次の文の空欄を埋めて、文章を完成させなさい。

1. 看護師は、❶_____と❷_____を考えた身だしなみをしなければならない。

2. 衣類の洗濯時に用いる香りの強い❸_____は、不快に感じる患者もいるため、使用しない。

3. ピアスなどの❹_____は落下の危険性があるので、業務中は外す。

答え

問4 ❶ 明日、鈴木先生にご来院いただく。　❷ 私は外科師長を存じ上げています。
　　❸ こちらの資料を拝借してもよろしいですか？
　　❹ 看護師ミーティングの件をご存知かと思います。
問5 ❶ どなたさま　❷ のちほど　❸ わたくし　❹ わたくしども　❺ どちら　❻ いかがですか
　　❼ さきほど　❽ 昨日（さくじつ）　❾ 本日（ほんじつ）　❿ 明日（みょうにち）
問6 ❶ 衛生面　❷ 安全面（❶・❷は順不同）　❸ 柔軟剤　❹ アクセサリー

問7 以下の文章は、「会釈」「敬礼」「最敬礼」のいずれを説明したものであるか答えなさい。

❶ 角度は45度で、謝罪の際に用いる。

❷ 日常のあいさつに用いる。

❸ 目上の人を迎えるときに、30度の角度でお辞儀する。

問8 看護師長から下のような指示を受けたとして、その指示を5W1Hを使って整理しなさい。

<指示> 503号室の田中さんは、本日10時に頭部MRI検査を受けるので、2階の検査室まで案内してください。その際に、検査技師に書類を渡す必要があるので、忘れないでください。

< 5W1H >　　Who（誰が）　When（いつ）　Where（どこに）
　　　　　　What（どんなもの・人を）　Why（なぜ）　How（どのように）

問9 次の問題に答えなさい。

❶ 診療の経過などの情報をパソコン等で入力し、電子化して管理するカルテの名称を答えなさい。

❷ 患者の個人情報などの機密事項を外部に漏らしてはいけないという、看護師に課せられた義務のことを何というか。

答え

問7 ❶ 最敬礼　❷ 会釈　❸ 敬礼
問8 Who（誰が）　私が／When（いつ）　本日10時／Where（どこに）　2階の検査室に
　　What（どんなもの・人を）　503号室の田中さん を／Why（なぜ）　頭部MRI検査のため
　　How（どのように）案内し、検査技師に書類を渡す
問9 ❶ 電子カルテ　❷ 守秘義務

Column 8

看護師インタビュー⑧
たくさんの経験を仕事に活かす

Q. 働いてみたい診療科はありますか?

Vさん
救命救急センターを舞台にしたドラマを見て、憧れて看護師になったので、救命救急センターで働いてみたいと思っています。一刻を争うことが多い大変な職場であることは知っていますが、体力があるうちに一度でいいから働いてみたいです。それに、いろいろな症例に対処しなければならないので、勉強になると思っています。

Wさん
小児科で働いてみたいです。以前は子どもが苦手だったのですが、今は一児の母になったので、子どもたちときちんと向き合えると思っています。それに、母親の気持ちもわかるので、保護者のケアにもしっかりと取り組める自信があります。慢性的な疾患を抱えたお子さんと保護者の支えになれるような看護をしてみたいですね。

Xさん
いくつかの診療科で働いているうちに、脳にダメージを残す患者さんを多く見てきました。そんな患者さんを少しでも救うためにも、脳神経外科で脳の治療についての知識やスキルを身につけたいです。脳は疾患の部位によって症状が異なるので、さまざまなケースの患者さんに対応しなければならないそうですが、看護師としてやりがいを感じます。

Chapter 8

看護師の専門常識・基礎知識

総まとめ問題集

ここでは、Chapter1〜7の内容を復習することができます。本書をひと通り読み、各Chapterの最後にある理解度チェック問題が正解できるようになったら、この総まとめ問題集に挑戦しましょう。

> 一度理解したことや覚えたことを忘れないためには、繰り返し問題を解くことが大切です。この総まとめ問題集を活用して本書の内容を復習し、知識を定着させましょう。

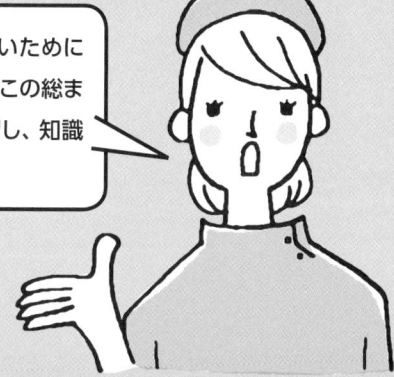

看護師の専門常識・基礎知識 総まとめ問題集

問1 看護師と准看護師の違いについて、次の文の空欄を埋めて、文章を完成させなさい。

1. 看護師の業務は、保健師助産師看護師法に、「❶_____」と「診療の補助」であると定められている。

2. 看護師の資格は❷_____で、准看護師は❸_____が承認する資格である。

3. 看護師は❹_____の指示を受けて看護をおこなうが、緊急時などは❺_____の判断で看護もできる。

4. 准看護師は、❻____や❼_____の指示がないと看護ができない。

問2 認定看護師と専門看護師の違いについて、次の文の空欄を埋めて、文章を完成させなさい。

1. ❶_____は、特定の看護分野において、熟練した❷_____と知識を基に、高い水準の看護ができることを認められた看護師のこと。認定看護分野数は❸____分野ある。

2. ❹_____は、特定の専門看護分野において、看護から福祉に関してまで、すべてに関わることができると認められた看護師のこと。専門看護分野数は❺_____分野ある。

3. 認定看護師・専門看護師ともに、❻__年ごとの更新手続が必要である。

答え

問1 ❶療養上の世話 ❷国家資格 ❸都道府県知事 ❹医師 ❺自分(看護師自身) ❻医師 ❼看護師 (❻と❼は順不同)
問2 ❶認定看護師 ❷看護技術 ❸21 ❹専門看護師 ❺11 ❻5

問3　次の文章で、正しいものに○、間違っているものに×をつけなさい。

❶ 訪問看護ステーションは、訪問看護師が所属する機関で、各地方自治体が運営している。

❷ 訪問看護は、医療保険でおこなう場合と、介護保険でおこなう場合がある。

❸ 保健師は全員医療機関に所属し、患者の健康相談をおこなう。

❹ 保健師は保健所や企業などに勤務し、地域や企業の人々の健康を守る。

❺ 助産師は出産・分娩の介助をする仕事である。

❻ 助産師の資格は、男性でも取得できる。

❼ 助産師の資格には開業権があり、独立して助産院を開業することが可能。

問4　次の文章は、看護学生の実習についてのものである。｛　｝内の正しいほうを選びなさい。

❶ 実技実習は｛ A. 常に実際の患者で　B. 学生どうしやダミー人形を使って｝看護の実技をおこなう。

❷ 看護系の学校では、｛ A. テスト期間　B. カリキュラムの4分の1 ｝が臨地実習にあてられている。

❸ 臨地実習とは｛ A. 実際の医療現場で　B. 看護学校で ｝おこなう実習である。

❹ 臨地実習でおこなったことを報告し、学生や教員で共有することを｛ A. 学内カンファレンス　B. 反省会 ｝と呼ぶ。

答え

問3 ❶× ❷○ ❸× ❹○ ❺○ ❻× ❼○
問4 ❶B ❷B ❸A ❹A

看護師の専門常識・基礎知識
総まとめ問題集

問5 次の症状の患者を扱うのは、ア～クのどの診療科であるか答えなさい。

❶ 十二指腸潰瘍　❷ 外傷（瘢痕、ケロイドなど）　❸ 心筋梗塞
❹ 脳卒中　❺ 子宮頸がん　❻ アレルギー性鼻炎　❼ 肺炎
❽ 肝炎　❾ 小児の急性疾患（発熱など）

ア．循環器内科・外科　　イ．呼吸器内科・外科　　ウ．消化器内科・外科
エ．形成外科　　　　　　オ．脳神経外科　　　　　カ．小児科
キ．婦人科・産科　　　　ク．耳鼻咽喉科

問6 次の業務内容は、病棟・外来・手術部・緩和ケアのうち、どこに勤務する看護師のものか答えなさい。

❶ 曜日や日にちによって医師が変わることもあるので、その日の診療体制について確認する。

❷ 治療が難しい患者に対し、病気による苦痛などを取り除く。

❸ 2交代制または3交代制で、24時間体制で看護をおこなう。

❹ 麻酔の導入から覚醒時に至るまで、患者の状態を確認する。

❺ 入院患者の療養生活全般の世話をする。

❻ かかっている疾患の詳細が不明な患者に対し、問診をおこなう。

答え

問5 ❶ウ　❷エ　❸ア　❹オ　❺キ　❻ク　❼イ　❽ウ　❾カ
問6 ❶外来　❷緩和ケア　❸病棟　❹手術部　❺病棟　❻外来

問7 医療機器のクラスⅠ〜Ⅳについて、「各クラスの説明」と「各クラスの主な医療機器」の中から、正しく組み合わせなさい。

- クラスⅠ（説明：　　　　主な医療機器：　　　　）
- クラスⅡ（説明：　　　　主な医療機器：　　　　）
- クラスⅢ（説明：　　　　主な医療機器：　　　　）
- クラスⅣ（説明：　　　　主な医療機器：　　　　）

● 各クラスの説明

❶ 不具合が生じたとき、命や健康に影響を与える恐れがあるため、管理が必要なもの。

❷ 患者への影響が強く、不具合が生じたときに、人の生命の危機に直結する恐れがあるもの。

❸ 不具合が生じたときに、人の生命に重大な影響を与える恐れがあるため、適切な管理が求められるもの。

❹ 副作用または機能の障がいが生じた場合でも、命や健康に影響を与える恐れのないもの。

● 各クラスの主な医療機器

ア．人工透析器、人工骨など
イ．鉗子、不織布ガーゼ、メスなど
ウ．核磁気共鳴画像（MRI）装置、内視鏡、X線撮影装置（レントゲン）など
エ．心臓ペースメーカー、人工心臓弁など

答え

問7 クラスⅠ：❹・イ　クラスⅡ：❶・ウ　クラスⅢ：❸・ア　クラスⅣ：❷・エ

看護師の専門常識・基礎知識 総まとめ問題集

問8 次の「救急のABC」についての説明文の、（　　）に正しい語を入れなさい。

■ A： ❶（　　　）の確保
　　　❶（　　　）を開通させ、呼吸の際に❷（　　　）が通るようにする。

■ B： 呼吸と❸（　　　）
　　　無呼吸の場合は、❹（　　　）をおこなう。

■ C： ❺（　　　）
　　　心停止の場合には、すぐさま❻（　　　）をおこなう。あれば、❼（　　　）を用いてもよい。

問9 次の文章は何を説明したものか、下の語群から選びなさい。

❶ 酸欠などによって、皮膚や粘膜が青紫色に変化する。

❷ 気管から異物を取り除く方法のひとつで、背後からみぞおちの辺りを拳で突き上げる。

❸ 急激な血圧の低下により、血液が全身に行き渡らない状態のこと。

❹ 意識障害と痙攣発作を繰り返す状態。

| ハイムリック法 | 痙攣重積発作 | ショック症状 | チアノーゼ |

答え

問8 ❶気道 ❷空気 ❸換気 ❹人工呼吸 ❺循環 ❻胸部圧迫 ❼AED（自動体外式徐細動器）
問9 ❶チアノーゼ ❷ハイムリック法 ❸ショック症状 ❹痙攣重積発作

問10 下記の写真の医療器具の名称と、A～Fに入る語を答えなさい。

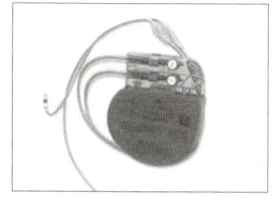

① 名称（　　　　　）
心臓の（　**A**　）を監視しながら、心臓リズムを整える機器。

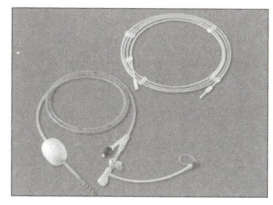

② 名称（　　　　　）
プラスチック製やゴム製の細い管。（　**B**　）に挿入する。

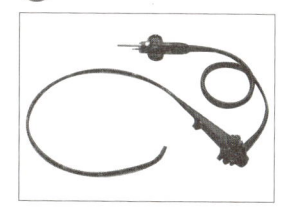

③ 名称（　　　　　）
体内を観察しながら、（　**C**　）を手元で見られる。

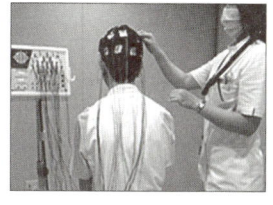

④ 名称（　　　　　）
頭部に電極をつけることで、脳内ニューロンが発生させる（　**D**　）を計る。

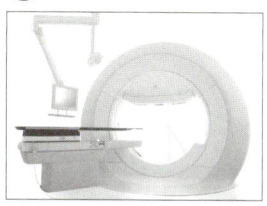

⑤ 名称（　　　　　）
放射線を照射することで、正常な組織を傷つけずに（　**E**　）の治療をおこなう。

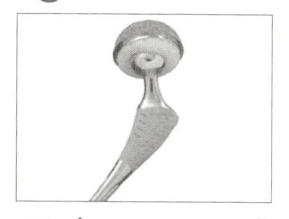

⑥ 名称（　　　　　）
高度の障害が残ってしまった骨を再建するための、（　**F**　）な骨や関節。

答え

問10 ❶ 心臓ペースメーカー ❷ 消化器用カテーテル ❸ 内視鏡 ❹ 脳波計 ❺ 放射線治療装置 ❻ 人工骨・人工関節
A 徐脈性不整脈　B 消化管　C 映像　D 脳波　E 悪性腫瘍　F 人工的

看護師の専門常識・基礎知識 総まとめ問題集

問11 次の文章で、正しいものに○、間違っているものに×をつけなさい。

❶ 災害の種類は5つに分類される。

❷ 地震や火山噴火などの自然災害も災害の分類に含まれる。

❸ 政治的要因による特殊災害は、要因が特殊なため、災害の分類に含まれない。

❹ トリアージとは、災害現場など多くの負傷者がいる現場で、症状の緊急度によって負傷者をより分けることである。

問12 災害派遣医療チーム「DMAT（ディーマット）」について｛　｝内の正しいほうを選びなさい。

❶ DMATの発足は、｛ **A.** 阪神・淡路大震災　**B.** 地下鉄サリン事件｝がきっかけである。

❷ DMATが現場に派遣される条件は、｛ **A.** 地域の救急医療体制だけでは対応できないほどの大規模災害や事故の発生　**B.** 地方自治体の長の要請｝である。

❸ DMAT所属の看護師は｛ **A.** 応募者の中から　**B.** DMATが指定する医療機関に勤めている看護師の中から｝選抜する。

答え

問11 ❶× ❷○ ❸× ❹○　問12 ❶A ❷A ❸B

問13 保健師助産師看護師法について、以下の文章の下線部に入る語句を答えなさい。

1. 第一章では、❶_____・❷_____・❸_____・准看護師が、どのような❹_____であるかを定めている。

2. 第三章では、❶_____・❷_____・❸_____・准看護師の、❺_____取得のための試験について定めている。

3. 第四章では、❶_____・❷_____・❸_____・准看護師が可能な業務のほか、❶_____・❸_____・准看護師について定めている。

問14 日本における看護師制度の歴史について、下線部に入る語句を答えなさい。

1. 1887年前後…❶_____が日本に導入され、看護学校での❷_____式看護教育がスタートする。

2. 1915年…「❸_____」が制定され、看護をおこなう職業として、「看護婦」が正式名称になる。

3. 1948年…太平洋戦争終結後、アメリカの指導の下で「❹_____」が制定される。

4. 1950年…GHQの指導の下、第1回看護婦❺_____がおこなわれる。

5. 1951年…戦後の看護婦不足に対応するため、❻_____制度が制定される。

答え

問13 ❶ 保健師　❷ 助産師　❸ 看護師（❶～❸は順不同）　❹ 職業　❺ 免許　❻ 守秘義務
問14 ❶ 西洋式医療　❷ ナイチンゲール　❸ 看護婦規則　❹ 保健婦助産婦看護婦法　❺ 国家試験　❻ 准看護婦

看護師の専門常識・基礎知識 総まとめ問題集

問15　次の文を、患者に対してわかりやすい表現に言い換えなさい。

❶ 14時からエコー検査をします。

❷ この食べ物を嚥下できますか？

❸ 佐藤さんは心臓病などの既往歴がありますか？

問16　次の英語を日本語にしなさい。

❶ diarrhea　　❷ abdominal pain　　❸ intravenous drip

❹ urine test　　❺ dizzy

問17　次の問題の答えを、A～Dから選びなさい。

❶ 成人患者Aに、500mlの点滴を2本、午前9時から午後5時までおこなうよう指示があった。この場合の、1分間の点滴滴下数はいくつか？

　A. 約38滴　　**B.** 約82滴　　**C.** 約41滴　　**D.** 約63滴

❷ 8mgの薬剤が含まれている2mlの注射液がある。患者に薬剤を5mg注射するには、何mlの注射液を用意すればよいか？

　A. 1.25ml　　**B.** 1.85ml　　**C.** 1.35ml　　**D.** 1.65ml

答え

問15 ❶ 14時から超音波検査をします。　❷ この食べ物を飲み込めますか？
　　　❸ 佐藤さんはこれまでに心臓病などをわずらったことがありますか？
問16 ❶ 下痢　❷ 腹痛　❸ 点滴　❹ 尿検査　❺ めまい　　問17 ❶ C　❷ A

問18 次のような症状が見られる感染症の名称を答えなさい。

❶ 咽頭炎と結膜炎、38〜40度の発熱が主な症状。時には肺炎や胃腸炎なども引き起こす。

❷ 主に12〜3月頃に流行。38〜40度の高熱が出て、高齢者や乳幼児などは重症化することもある。

問19 次の代謝についての文章の、下線部に入る語句を答えなさい。

■ 代謝は大きく❶＿＿＿＿と❷＿＿＿＿に分けられる。❶は食物を分解して❸＿＿＿＿に変え、体の各組織で❹＿＿＿＿＿として蓄積する作用のことである。❷は体の各組織を動かしたり、体温を保つために❹を利用する作用で、❺＿＿＿＿、❻＿＿＿＿、❼＿＿＿＿の3つに分けられる。

問20 下の表の❶〜❺にあてはまる言葉を答えなさい。

	尊敬語	謙譲語
言う	おっしゃる	申す
見る	ご覧になる	（ ❶ ）
聞く	お聞きになる	（ ❷ ）、拝聴する
会う	お会いになる	（ ❸ ）
食べる	（ ❹ ）	いただく
〜する	なさる	（ ❺ ）

答え

問18 ❶アデノウイルス ❷インフルエンザ
問19 ❶同化作用 ❷異化作用 ❸栄養素 ❹エネルギー ❺基礎代謝 ❻生活活動代謝 ❼食事誘導性熱代謝（❺〜❼は順不同）
問20 ❶拝見する ❷うかがう ❸お目にかかる ❹召し上がる ❺致す

索引【INDEX】

英数字

- 1.1/2t救急車 ················· 97
- AED（自動体外式除細動器）
  ················ 96、106、115
- Beckの三徴 ················ 109
- DMAT ······················ 130
- GCS（Glasgow Coma Scale）
  ···························· 111
- JR福知山線脱線事故 ······· 132
- RICE処置 ·················· 113
- X線撮影装置（レントゲン）······ 92、95
- X線（レントゲン）フィルム ······· 91

あ行

- アルコール綿 ············ 85、86
- 伊豆大島土砂災害 ·········· 130
- 一般病院 ···················· 61
- 医薬品、医療機器等の品質、有効性及び安全性の確保等に関する法律 ········ 90
- イラク戦争 ················· 133
- 医療機器 ··· 90、91、92、93、94、95
- 医療法 ············· 60、61、62
- 延長チューブ ················ 88
- オンコール ·················· 71

か行

- 下顎挙上法 ··········· 111、114
- かかりつけ医 ············ 39、60
- 核磁気共鳴画像（MRI）装置 ····· 92
- 眼圧計 ······················ 93
- 眼科 ······················· 65
- 看護管理者 ·················· 22
- 看護師国家試験
  ············ 14、15、27、46、47
- 看護師長 ···················· 23
- 看護主任 ···················· 23
- 看護部長 ···················· 23
- 鉗子 ······················· 91
- 感染症 ······· 64、152、153、154
- 感染症病院 ·················· 61
- 間代性痙攣 ················· 108
- 緩和ケア ···················· 70
- 器械出し ···················· 69
- 気管挿管 ··················· 107
- 機動衛生ユニット ············ 97
- 気道確保
  ······ 106、107、108、111、114
- 救急指定病院 ················ 61
- 救急のABC ········· 105、106、111
- 救護区分 ··················· 105
- 急性冠症候群 ··············· 109
- 急性大動脈解離 ············· 109
- 救命救急センター ············ 61
- 強直性痙攣 ················· 108
- 胸部圧迫 ··················· 115
- 駆血帯 ······················ 87
- 形成外科 ···················· 64
- 痙攣重積発作 ··············· 108
- 外科用テープ ················ 89
- 血圧計 ······················ 84
- 結核療養所 ·················· 61

— 188 —

欠神発作	108
高規格救急車	96
厚生労働省	14、26、42
呼吸器内科・外科	63

さ行

災害拠点病院	61
座位訓練	41
採血管	87
採血セット	93
採血針	87
採血ホルダー	87
産業保健師	34
止血帯法	112
止血テープ	86
実技実習	49、52
耳鼻咽喉科	65
手術衣	83
手術台	91
手術用不織布ガーゼ	91
循環器内科・外科	63
准看護師	26、27
消化器内科・外科	63
消化器用カテーテル	92
小児科	64
小児病棟	70
消防救急車	96
除細動器	94
助産師	35、46
ショック症状	109
シリンジ	86
人工血管	95
人工骨・人工関節	94
人工心臓弁	95
人工透析器	94
心臓血管疾患集中治療部（CCU）	63

心臓ペースメーカー	95
心タンポナーデ	109
心電計	92、109
診療科	61、62、63、66
整形外科	45、64
精神科	45、65
精神科病院	61、71
鑷子	89
設置管理医療機器	95
潜在看護師	43
専門看護師	30、31
総合診療科	65
側臥位	108、110
外回り	69

た行

体位交換	41
体温計	85
代謝	155
戴帽式	49
チアノーゼ	107、108、109
地域医療支援病院	61
チーム医療	72
地下鉄サリン事件	131
注射針	86
超音波画像診断装置	93、95
チョークサイン	107
聴診器	85
直接圧迫法	112
瞳孔計定規	84
頭部後屈顎先挙上法	108、114
特殊救急車	96
ドクターカー・ドクターヘリ	97
特定機能病院	61
特定行為に係る看護師の研修制度	32

特定保守管理医療機器 ················ 95
トリアージ ················ 105、131、132

な行
ナース服 ························ 82、83
認定看護師 ······················ 28、29
ネブライザー ·························· 91
脳神経外科 ···························· 64
脳波計 ·································· 92

は行
肺塞栓 ································ 109
バイタルサイン ··· 41、53、70、84、85、105、106、107、109、110
ハイパーサーミア装置 ················ 94
ハイムリック法 ······················ 107
バックバルブマスク ········ 108、115
パルスオキシメーター ················ 85
汎用輸液ポンプ ······················ 94
東日本大震災 ······················· 129
肘枕 ···································· 87
泌尿器科 ························ 45、63
皮膚科 ································ 64
病床 ······························ 60、61
秒針付き時計 ························ 85
婦人科・産科 ························ 64
フローレンス・ナイチンゲール ··· 20、124
ペンライト ···························· 84
放射線科 ······························ 65
放射線治療装置 ······················ 94
包帯 ···································· 89
訪問看護師 ················ 37、38、39
訪問看護ステーション ····· 37、38、39
保健師 ···················· 34、35、46
保健師助産師看護師法
  ············ 24、34、35、126、127

補助人工心臓駆動装置 ················ 95

ま行
ミオクロニー痙攣 ·················· 108
メス ···································· 91
綿球 ···································· 89
モービルCCU ························ 97

や行
輸液セット ···························· 88
翼状針 ································ 88

ら行
留置針 ································ 88
療養型病床群 ························ 61
臨地実習 ·············· 49、52、53
レーザー血流計 ······················ 93

参考図書
(著者名／発行年／タイトル／発行元)
・菱沼典子／2013年／これから目指す人・働く人のための 看護の仕事がわかる本／日本実業出版社
・佐々木勝教／2013年／ゼロからわかる 救急・急変看護／成美堂出版
・深井喜代子／2010年／基礎看護技術ビジュアルブック／照林社
・田中美恵子／2012年／まるごとガイドシリーズ⑦ 看護師まるごとガイド[改訂版] 一資格のとり方・しごとのすべて一／ミネルヴァ書房
・なし／2015年／週刊朝日MOOK 看護師になる／朝日新聞出版
・星直子／2014年／看護職をめざす人の仕事ガイドーこんなはずではなかったと思わないために／桐書房
・金井一薫／2014年／ナイチンゲールの「看護覚え書」イラスト・図解でよくわかる!／西東社
・有賀徹／2009年／早引き 救急看護事典／ナツメ社
・なし／2015年／プチナース／照林社
・坂本すが／2011年／教えて、先輩!私の職業シリーズ 看護師の仕事につきたい!／中経出版

— 190 —

おわりに

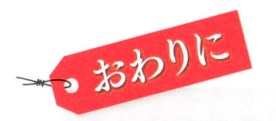

　看護師という仕事は、肉体的、精神的にもタフでないとつとまりません。また、患者を安心させられる言葉遣い、立ち居振る舞い、感受性といった人間力も必要とされます。

　よい治療とは、決して高度な医療を受けられる環境のことではありません。患者にやさしい環境のことです。誰もが安心して治療を受けられる環境づくりとは想像以上に難しいもので、看護師一人ひとりが意識しておこなわなければ成り立ちません。看護師は病院の顔なのです。

　患者には、さまざまな方がいらっしゃいます。子どもが風邪をひいて親子連れでくる、事故に巻き込まれ救急で運ばれてくる、持病の通院でくるといった方々などです。そういった、状況の違う患者の心境に合わせた治療、やさしい環境が必要とされるのです。

　長い間、入院生活をしていた患者が晴れて退院できたとき、「ありがとう」と言ってくれたそのひと言が「この仕事をしていてよかった」と感じる瞬間です。私たちの仕事はそういった、小さなことですけれども大切な感動を得ることができます。

　どんな仕事でも同じですが、看護師を続けるコツは、努力することを楽しく感じることです。そして、些細なことでも充実感やよろこびを見つけられるようになればやりがいが生まれます。医療技術は、一人でも多くの人を助けるために日々進化を続けています。そのスピード感に対応するためには、現場力と経験値を培わないといけません。粘り強く取り組む姿勢こそが、あなたの経験値の蓄積につながるのです。

　医療の現場は、たびたびメディアで取り上げられています。その中では仕事の大変さに関する情報もあり、みなさんもご存知かと思います。しかし、看護師とはただ大変なだけではなく、人を助けるという大きな目的を掲げている職業です。それは、大変やりがいのある仕事なのではないでしょうか。

　本書を読んだみなさんが将来看護師を目指し、いつか私たちと同じ医療の現場で出会えることを楽しみに思っております。

公立大学法人大阪市立大学医学部附属病院
副院長兼看護部長　大脇和子

■ 監修

大脇和子（おおわき・かずこ）

公立大学法人大阪市立大学医学部附属病院副院長兼看護部長。質の高い看護の提供を目指し、日々邁進している。医療の高度化を図るだけでなく、講習会やカンファレンスをはじめ、専門看護師や認定看護師が中心となって行う専門領域別セミナーを開催するなど、看護師のスキルアップのため積極的に活動している。

〈公立大学法人大阪市立大学医学部附属病院HP〉
http://www.hosp.med.osaka-cu.ac.jp/nurse/index.shtml

■ STAFF

本文デザイン	大島歌織
イラスト	秋葉あきこ
編集協力	戸田竜也（コンセント）、三浦由子
画像協力	㈱YDM、泉工医科工業㈱、オムロン ヘルスケア㈱、オメガウェーブ㈱、オリンパス㈱、京都市消防局、ケアストリームヘルス㈱、ケンツメディコ㈱、高知医療センター、公立豊岡病院組合立豊岡病院、コニカミノルタ㈱、㈱自重堂、㈱スズケン、スミスメディカル・ジャパン㈱、センチュリーメディカル㈱、タカラベルモント㈱、テルモ㈱、東京消防庁、東京都福祉保健局、東レ・メディカル㈱、長野市消防局、㈱ニデック、日本光電工業㈱、日本ストライカー㈱、日本ライフライン㈱、ハクゾウメディカル㈱、フェザー安全剃刀㈱、富士システムズ㈱、富士フィルムメディカル㈱、防衛省、ボストン・サイエンティフィックジャパン㈱、三菱重工業㈱、村中医療器㈱、山本ビニター㈱、ユビックス㈱、横浜市東部病院

※すべての画像の二次使用を禁止いたします。

受験する前に知っておきたい
看護師の専門常識・基礎知識

監修	大脇 和子
発行者	田仲 豊徳
発行所	株式会社滋慶出版／つちや書店
	〒150-0001
	東京都渋谷区神宮前3-42-11
	TEL 03-5775-4471
	FAX 03-3479-2737
	E-mail　shop@tuchiyago.co.jp
印刷・製本	日経印刷株式会社

© Jikei Shuppan 2015, Printed in Japan　　　　　http://tuchiyago.co.jp

落丁・乱丁は当社にてお取り替え致します。
許可なく転載、複製することを禁じます。

この本に関するお問合せは、書名・氏名・連絡先を明記のうえ、上記FAXまたはメールアドレスへお寄せください。なお、電話でのご質問はご遠慮くださいませ。またご質問内容につきましては「本書の正誤に関するお問合せのみ」とさせていただきます。あらかじめご了承ください。